Divine Alignment

Von Guru Prem Singh Khalsa
Übersetzung von Bettina Sat Hari Kaur Stülpnagel in Zusammenarbeit
mit Dr. Hari Har Singh Burmeister und Simran Singh Stülpnagel

Systematisierung und Illustrationen von Hari Jot Kaur Khalsa
Umschlagsillustration von Simran Kaur Khalsa
Umschlaggestaltung von Seva Kaur Khalsa
Lektorat: Dr. Hari Har Singh Burmeister und Simran Singh Stülpnagel, Hamburg
Buchgestaltung und Layout: YogiPress Sat Nam Media
Fotos auf dem Rückumschlag von Edie Baskin

Danksagung

Wir danken Yogi Bhajan. Er war der erste Meister des Kundalini Yogas, der dieses Yoga auf offene, großzügige Weise in der westlichen Welt unterrichtete.
Yogi Bhajan übermittelte uns Tausende von Kriyas, die uns zu gesunden, glücklichen, heiligen und mitfühlenden Menschen machen können.
Yogi Bhajans Lehren nach bestem Wissen zu dienen, ist der einzige Weg, dieses große Geschenk für unser Leben anzuerkennen. In diesem Geiste haben wir dieses Buch geschrieben.

Wir danken unseren Freunden Melanie Mc Graw, Sada Sat Singh und Sada Sat Kaur Khalsa, Dr. Soran Singh Khalsa, Josh Fisher, Jerome Mercier und Sat Jiwan Kaur Khalsa. Sie alle halfen uns, indem sie die frühen Entwürfe dieses Buches lasen und kommentierten. Unser besonderer Dank gebührt Ek Ong Kar Kaur und Rafael Gunner für das einfühlsame Bearbeiten des vorliegenden Werkes in der englischen Original-Ausgabe.

Außerdem dankt Guru Prem Singh Mr. Hillsberg, seinem ersten Klavierlehrer und George Rose, seinem hervorragenden Turntrainer. Guru Prem Singh dankt Dan Millman, der ihn inspirierte, anders über das Turnen zu denken. Sein Dank geht auch an den weisen Taomeister Ni, der Guru Prem Singh lehrte, wie man "arbeitet, ohne hart zu arbeiten".
Guru Prem Singh dankt Wayne Trudeau, Jorgen Christensson und nochmals Rafael Gunner.

Ganz besonders dankt Guru Prem Singh seinen Eltern. Seiner Mutter dankt er für die Inspiration, die sie ihm durch ihr unermüdliches Streben nach Wissen um den menschlichen Körper schenkte. Seinem Vater dankt er, weil sein Vater die erste Person war, die Guru Prem lehrte, was Meisterschaft ist. Schließlich dankt Guru Prem Singh seiner Frau Simran, deren Eltern schon Yogis waren und immer noch sind.
Simran ist in diesem yogischen Leben Guru Prem Singhs inspirierende Gefährtin.

Harijot Kaur möchte hinzufügen, dass ohne Hilfe des Sloks des 17. Ashtapadis des Sukhmani Sahibs und des Mantras *Ong Namo, Guru Dev Namo, Guru Dev Namo, Guru Deva* dieses Buch wahrscheinlich nie geschrieben worden wäre.

Einführung

"Du bist so alt wie deine Wirbelsäule." Das waren die ersten Worte, die ich Yogi Bhajan sagen hörte. Ich mache seit vielen Jahren mit Enthusiasmus Yoga. Meine Wirbelsäule ist gegenwärtig in einem jugendlicheren Zustand, als sie es in meinem siebzehnten Lebensjahr war.
Seit diesem ersten Mal hatte ich viele Begegnungen mit dem Meister des Kundalini Yogas. Yogi Bhajan begleitete mich, wie dies nur ein Saturnlehrer kann. Er gab mir viel harte Arbeit auf, an der ich wachsen konnte. Von meinen Treffen mit Yogi Bhajan nahm ich jedes Mal Hausaufgaben mit: Eine Yogakriya zum Üben, ein Mantra zum Vertonen oder auch das Versprechen, anderen bei ihrer Yogapraxis zu helfen. Und immer wieder ermutigte Yogi Bhajan mich, selbst Yoga zu unterrichten. Er sagte, dies sei mein Weg zur Meisterschaft.

Ich habe mein Leben lang Bewegung studiert. Ich begann damit während meines Klavierunterrichts. Damals war ich sieben Jahre alt. Ich hatte einen sehr genauen Klavierlehrer namens Mr. Hillsberg. Er war davon überzeugt, dass der korrekte Sitz eine wichtige Grundlage für meine musikalischen Übungen sei. Vor jeder Unterrichtsstunde musste ich mich gerade hinsetzen und die Hände entspannt auf das Klavier legen. Damit demonstrierte ich Mr. Hillsberg, dass mein Geist bereit war, mit dem Unterricht zu beginnen. Ich lernte schon damals, dass Bewusstsein und Körperhaltung einander beeinflussen und reflektieren. Ich war schon immer fasziniert von der Verbindung zwischen den elementaren Fertigkeiten eines Faches oder eines Handwerks und deren Meisterschaft. Herausragende turnerische Leistungen und auch die Beherrschung von schweren Yogapositionen sind Resultate einer meisterhaften Anwendung von grundlegendem Fachkönnen. Ich begann mit dem Turnen, als ich zehn Jahre alt war und dies sollte einen großen Einfluss auf mein weiteres Leben haben.
Ich fand heraus, dass ich ein guter Turner war. Während meiner gesamten Schulzeit bis zu meinem College-Abschluss nahm ich an vielen Turnmeisterschaften teil, habe im Weiteren selbst Turner trainiert. Durch das Turnen entdeckte ich, dass Lernen ein gradliniger Prozess ist: Man muss zunächst die wesentlichen Grundlagen meistern und richtig anwenden. Dann kann man seiner Arbeit Variationen und Ausschmückungen hinzufügen.

Um überall wirklich erfolgreich zu sein, braucht man drei Komponenten: Einen Wunsch, Disziplin und eine Ausrichtung. Ich hatte den Wunsch, ein guter Turner zu sein. Und ich liebte Disziplin. Aber es fehlte etwas in Bezug auf die Richtung, die ich anstrebte. Ich nahm an einem Seminar teil, das von Dan Millman gehalten wurde. Er war der wunderbare Trainer der Turner der Stanford-Universität. In diesem Seminar lernte ich, dass die östliche Philosophie die Vorstellung hat, dass der Grund für die Ausübung einer körperlichen Disziplin nicht nur in der Entwicklung von Körper und Geist liegt, sondern auch darin, die Seele zu erwecken.

Das gab mir eine neue Richtung. Ich entdeckte Yoga und Kampfkunst für mich. Ich lernte neue Techniken kennen und änderte meine Atmung. Ich entwickelte meinen Nabelpunkt. Ich befreite mich mehr und mehr von der Last meines emotionalen Gepäcks. Ich fügte meinen Turnübungen Elemente des Yogas und der Kampfkunst hinzu. Wenn eine dieser Techniken in der Praxis funktionierte, gab ich mein Wissen an meine Schüler und an meine Kollegen weiter. So wurde ich zu einem besseren Turner und einem noch viel besseren Trainer.

Ich entwickelte einen neuen Ansatz für das Turnen, den ‚Kluger Nabel - Weises Herz - Leerer Kopf'-Ansatz. Damals nannte ich ihn ‚im Zentrum sein'.
Mein Ziel war, die Technik dieses Ansatzes so zu beherrschen, dass ich die Übungen auswendig, ‚aus dem Herzen' heraus praktizieren konnte. Ich wollte die Intelligenz meines Nabelpunktes nutzen und gleichzeitig das unnütze Gerede meines Gehirns abstellen.
Viele Jahre meines Lebens verbrachte ich damit, mir ein technisch ausgezeichnetes Niveau zu erarbeiten. Dieses ‚im Zentrum sein' war mir nicht nur in Bezug auf das Turnen, sondern in allen Bereichen meines Lebens wichtig: Im Kampfsport, im Yoga, in der Musik und in meiner Tätigkeit als Heiler.
Von Anfang an ermutigte Yogi Bhajan dieses Streben nach technischer Qualifikation. Er gab mir den Spitznamen: Der ‚Techniker'. Wenn die Menschen zu ihm mit Fragen in Bezug auf Yoga kamen, dann riet er ihnen häufig: "Frage den Techniker." Viele Jahre lang war ich stolz darauf, der ‚Techniker' zu sein. Ich war überzeugt davon, dass die richtige Technik alles sei, was wir benötigten, um die Geheimnisse des Universums zu entschlüsseln.

Eines Tages stellte ich Yogi Bhajan in seinem Wohnzimmer eine technische Frage in Bezug auf die Yogahaltung *Vir Asana* (Heldenhaltung). Ich wollte wissen, wie man *Vir Asana* ‚perfekt' praktiziert. Er blickte mich scharf an und sagte mit Nachdruck: "Wir lehren nicht ‚perfekt', wir lehren ‚korrekt'. Perfektion ist ein Zustand der Gnade, der nicht durch eigene Anstrengungen erreicht werden kann. Perfektion ist ein Geschenk Gottes."
Sodann befahl er mir damit aufzuhören, ein solcher Techniker zu sein.
Ich gehorchte und ließ die Haltung, zu meinen, alles aus eigener Anstrengung tun zu müssen, hinter mir zurück. Ich öffnete mich dem Zustand der Gnade.
Ich stellte fest, dass mein Streben nach höchstem Niveau nun von neuem Enthusiasmus genährt wurde (ich mag das Wort Enthusiasmus übrigens sehr, denn es ist von dem griechischen Wort Entheos ‚mit Gott' abgeleitet).

Ungefähr ein Jahr später traf ich Yogi Bhajan wieder. Als ich in sein Wohnzimmer trat, rief er: "Wir geben ihm einen Titel. Wie wollen wir ihn nennen?"
Die in dem Zimmer versammelten Menschen machten verschiedene Vorschläge. Als Yogi Bhajan mich dann zum "posture master" (Meister der Körperhaltung) erklärte, wusste ich, dass er mir mit diesem Titel gerade meine schwierigste Aufgabe aufgegeben hatte. Ein großer Titel, in den ich erst noch hineinwachsen musste. In diesem Moment gab ich mir selbst ein Versprechen: Ich wollte lernen, alle vierundachtzig Yogapositionen korrekt auszuführen.
Damals war ich dreiundvierzig Jahre alt. Seitdem hat mich dieses Versprechen tief in die Welt des Yogas geführt, insbesondere in die des klassischen Hatha Yoga und des Kundalini Yoga, wie es von Yogi Bhajan gelehrt wurde. Es war ein Abenteuer. Ich habe viel gelernt und bin sehr gewachsen. Angetrieben wurde ich nun von meinem Enthusiasmus und nicht mehr von der Abhängigkeit von meinen Leistungen. Diese Abhängigkeit hatte meine Studien in der Vergangenheit belastet.

Einige Jahre später hatte ich wieder ein 'Yoga Treffen' mit Yogi Bhajan. Ich erzählte ihm von meiner Frustration darüber, dass es noch immer kein Trainingsprogamm gab, das Schüler auf die Praxis des Kundalini Yoga vorbereitete. Die Menschen kamen zu den Übungsstunden, oft voller Begeisterung und der Bereitschaft, ihr Leben zu ändern. Es würden ihnen aber keine grundlegenden Techniken vermittelt, die sie in die Lage versetzten, das Yoga korrekt und effektiv auszuüben. Diese Menschen benötigten einen Leitfaden. Yogi Bhajan sagte: "Erstelle diesen Leitfaden. Bringe ihn mir in zwei Wochen!"
Er musste mir mein Entsetzen angesehen haben, denn er fügte noch hinzu: "Es kann ein kleiner Leitfaden sein."

Aus zwei Wochen wurden zwei Jahre. Ich freue mich, dem Leser und der Leserin hiermit das Buch **Divine Alignment** als die Frucht meiner Arbeit vorlegen zu können. Dieses Buch ist nicht für Anfänger und Anfängerinnen geschrieben worden. Es ist jedoch ein Buch, welches die wesentlichen Grundlagen des Yoga vermittelt. Es erläutert, wie man trainiert und sich koordiniert, damit man Yoga erfolgreich ausüben kann. **Divine Alignment** stellt einige grundlegende Fertigkeiten vor und wie man sie entwickeln und stärken kann, indem man Kundalini Yoga-Techniken benutzt. Ich möchte niemandem erzählen, dass dieser der einzige Weg sei, Kundalini Yoga zu machen, denn das trifft nicht zu. Das vorliegende Buch stellt Techniken vor, die mir geholfen haben.
Ich hoffe, dass diese Techniken anderen dabei ebenso behilflich sein können, ihr Divine Alignment - ihre 'Göttliche Ausrichtung' - zu finden.

Guru Prem Singh Khalsa

Divine Alignment - Göttliche Ausrichtung

Kundalini Yoga fördert den Energiefluss in allen Energiekanälen des Körpers. Es befasst sich jedoch insbesondere mit den Energiekanälen, die entlang der Wirbelsäule verlaufen. Wenn die Wirbelsäule falsch ausgerichtet ist, kommt es zu Blockaden in diesen Energiekanälen. Die Energie kann nicht mehr frei fließen. Das Wesen des Divine Alignment können wir erfahren, wenn wir die Wirbelsäule korrekt ausgerichtet haben, während wir unsere Kundalini Yoga-Übungen praktizieren. Wir werden oft angewiesen, mit "gerader Wirbelsäule" zu sitzen. Doch die Wirbelsäule fühlt sich nur gerade an, wenn sie sich in korrekter Ausrichtung befindet. Was wir als gerade empfinden, ist das Gefühl, dass die Energie einem geraden Weg folgen kann.
Die Wirbelsäule besteht aus sich gegenseitig ausbalancierenden Bögen, deren Verbindung zueinander erhalten bleiben muss, so dass der Energiekanal von der Basis der Wirbelsäule bis hin zum Scheitelpunkt offen bleibt.

Im Divine Alignment geht es darum, in Harmonie mit der Bauweise des Körpers zu arbeiten. Sinn dieser Arbeit ist, einer verkehrten Ausrichtung vorzubeugen. Dies geschieht durch Training und Stärkung innen liegender Muskeln, die in der Lage sind, die Wirbelsäule korrekt zu stützen. So können wir die relevanten Muskeln anspannen, um einerseits die Yogaposition zu halten und andererseits unnötige Spannung vermeiden. Divine Alignment fördert die maximale Einbeziehung der Schulter- und der Hüftgelenke, den Hauptgelenken des Körpers. So kann die Wirbelsäule in jeder Position ausgerichtet bleiben, egal ob sie aufgerichtet, nach vorne oder hinten gebeugt ist.
Wenn die Wirbelsäule in korrekter Ausrichtung gehalten wird, kann man in Einklang mit der Schwerkraft und der starken elektromagnetischen Kraft unseres Planeten Erde arbeiten. Das verringert Stress und schenkt der Praxis des Yoga Leichtigkeit.
Die korrekte Ausrichtung der Wirbelsäule dient dem Verlangen der Seele, höhere Bewusstseinszustände zu erfahren. Wenn die Wirbelsäule optimal ausgerichtet ist, können sich die Lebendigkeit der unteren Chakras und die Weisheit der oberen Chakras im Herzzentrum vereinigen. So kann man in Übereinstimmung mit seiner eigenen göttlichen Natur leben.

Yoga zu üben bedeutet ein lebenslanges Studium. Jeder Körper ist anders. Der Trainingszustand und der Grad der Geschicklichkeit unterscheiden sich von Körper zu Körper. Dieses Buch kann Menschen auf ihrem Wege helfen. Es ist zwar kein Buch für Anfänger und Anfängerinnen, es könnte jedoch auch Anfängern und Anfängerinnen nützlich sein. Wir möchten dem Leser und der Leserin ans Herz legen, pfleglich mit sich umzugehen, wenn es darum geht, die eigenen Fähigkeiten zu bestimmen und die in diesem Buch angegebenen Übungen und Anweisungen in die Tat umzusetzen.
Keinesfalls sollten schon existierende Verletzungen verschlimmert werden!
Der Nutzen, der mit den Übungen einhergeht, kommt aus der jahrhundertealten Yogatradition. Die Übungsresultate werden sich von Mensch zu Mensch unterscheiden. Sie hängen mit den körperlichen Unterschieden einzelner Yoga-Übender, der Richtigkeit der Ausführung der einzelnen Übungen und natürlich auch mit der Trainingshäufigkeit zusammen.

Die Autoren und Herausgeber lehnen jegliche Haftung in Verbindung mit dem Gebrauch der hier in diesem Buch angebotenen Informationen ab. Der Leser und die Leserin nutzen das Buch auf eigenes Risiko, mit dem Wissen, dass ihre Yogapraxis nicht beaufsichtigt wird. Sollten Zweifel an der Eignung einer Übung auftauchen, so raten wir, den jeweiligen Yogalehrer/Yogalehrerin oder einen Arzt/eine Ärztin zu konsultieren.

Inhaltsverzeichnis

Einstimmung

ONG NAMO GURU DEV NAMO

ONG NAMO GURU DEV NAMO

ONG NAMO GURU DEV NAMO

Jede Kundalini Yoga-Unterrichtseinheit beginnt mit dem Singen dieses Mantras. Wenn der Schüler/die Schülerin es auf die richtige Weise und mit dem richtigen Bewusstsein chantet, öffnet er/sie sich seinem/ihrem höheren Selbst, der inneren Quelle aller Führung. Das Mantra dient außerdem als Schutzverbindung zwischen dem Schüler/der Schülerin und dem göttlichen Lehrer. Weiteres kann man nachlesen auf Seite 119 "Wie man das Adi-Mantra korrekt ausspricht."

Bandhas - Körperschleusen

Yoga ist ein Transformationsprozess, der praktisch erfahren wird. Die alten Yogis gestalteten ihre Übungen auf besondere Weise. Ihre Schüler konnten die Weisheit dieser alten Yogis erfahren, wenn sie die Körperübungen der Yogis genau und korrekt wiederholten. Dies bedeutet, dass Anweisungen über die allgemeine Form einer Übung zwar mit Worten kommuniziert werden können, wir ihren Nutzen aber nur durch regelmäßige und langfristige Übung einer Yogaposition wirklich begreifen und die in ihr verkapselte Weisheit aufnehmen können. Diese Weisheit wird nicht als verbale Information von Verstand zu Verstand weitergegeben. Die Yogaübung ist eine Methode, die den Yogaübenden oder die Yogaübende in die der jeweiligen Übung immanente Weisheit verwandelt. Das geschieht durch allmähliche Veränderung seiner oder ihrer inneren Persönlichkeit.

Man könnte auch sagen, dass die Yogaübungen einen Veränderungsprozess initiieren. Von führender Bedeutung für diese Transformationsvorgänge sind Kombinationen von Muskelkontraktionen, die man ‚Bandhas' oder ‚Körperschleusen' nennt. Diese ausgeklügelten Übungen sind von vielseitigem Nutzen. Ihre primäre Aufgabe ist es aber, eine innere Kraft in dem oder der Yogaübenden zu erzeugen, welche den zentralen Energiekanal, die ‚Sushumna' offen hält. Gleichzeitig kreieren die Bandhas einen hydraulischen Druck, der es der Energie ermöglicht, sich frei in der *Sushumna*, dem zentralen Energiekanal in der Wirbelsäule, zu bewegen.

Die *Sushumna* ist ein feinstofflicher Energiekanal, ihr physisches Gegenstück ist die Wirbelsäule. Die Bandhas halten die Wirbelsäule in korrekter Ausrichtung, dadurch kann sich der Sushumna-Kanal öffnen. Dies ist der Grund, weshalb man die Bandhas die bedeutendsten Führer zur göttlichen Ausrichtung (Divine Alignment) nennt.

Es gibt drei Haupt-Bandhas: *Mula Bandha,* die Wurzelschleuse, *Jalandhara Bandha*, die Nackenschleuse und *Uddiyana Bandha*, die Zwerchfellschleuse.
In der *Hathapradipika*, einem aus dem 14. Jahrhundert stammenden Handbuch für Hatha Yoga, kann man über die Haupt-Bandhas lesen: "Dies ist die führende Dreiheit der Bandhas und sie wird von allen großen Yogis praktiziert". [1]
Die Bandhas oder Schleusen sind sehr wirkungsvolle Techniken, sie sollten daher unter der Aufsicht eines qualifizierten Lehrers oder einer qualifizierten Lehrerin gelernt und mit Respekt ausgeübt werden. Traditionell wurden Yogaschüler und Yogaschülerinnen an die Praxis der Bandhas erst herangeführt, nachdem sie schon viele Yogapositionen, Pranayama-Übungen und Mudras gemeistert hatten. Die Unterweisung in die Praxis der Bandhas geschah im Geheimen.
Im Kundalini Yoga jedoch werden die Bandhas schon während der frühen Stadien des Lernens eingeführt. Kundalini Yogis und Yoginis halten die Praxis der Bandhas für fundamental. Der Grund hierfür ist, dass Kundalini Yoga den Energiefluss zwar in allen Energiekanälen fördert, die Energie steigt jedoch im Hauptkanal, der Sushumna. Deshalb ist es von primärer Wichtigkeit, dass der oder die Kundalini Yoga-Übende eine einheitliche Ausrichtung der Wirbelsäule aufrechterhält, so dass die Sushumna geöffnet bleiben kann.

"Es wird davon ausgegangen, dass jemand, der beginnt Kundalini Yoga auszuüben, gleichzeitig die Anwendung der Bandhas praktiziert und vervollkommnet. Obwohl die Bandhas in vielen Übungen und Meditationen nicht ausdrücklich erwähnt werden, wird angenommen, dass der Schüler/die Schülerin gelernt hat, wie und wann diese Technik anzuwenden ist."
(zitiert nach MSS Gurucharan Singh Khalsa). [2]

Während der Ausübung einer Yogaposition sollte immer auch die Haltung der Wirbelsäule sorgfältig geprüft werden, so dass die Sushumna geöffnet bleiben kann. Der Einsatz der Bandhas stellt nicht nur eine effektive Technik dar, mittels derer ein Energieschub herbeigeführt werden kann. Bandhas sind auch subtile innere Kontraktionen, die wir ständig ausüben können, um die Wirbelsäule korrekt auszurichten und so eine einfachere Kommunikation mit dem übrigen Körper zu ermöglichen. Indem wir in jedweder Yogaposition ein oder mehrere Bandhas anwenden, können wir bewusst den inneren Rahmen schaffen, der die korrekte Ausrichtung der Wirbelsäule kreiert und unterstützt.

Die Bandhas repräsentieren einen großen Reichtum an innerer Weisheit und Technik, der sich mit der Entwicklung unserer Fähigkeit, die Bandhas einzusetzen, mehr und mehr entfalten kann. Die Kommunikation zwischen unserem bewussten Geist und unseren inneren Muskeln stimuliert die Bereiche unseres Gehirns, die mit den inneren Muskeln verbunden sind. Dies wiederum weitet unser Bewusstsein für unser Körperinneres. Durch die Anwendung der Bandhas können wir lernen, die inneren Muskeln genau zu kontrollieren und ganze Muskelgruppen zu beherrschen.
Wenn wir die Bandhas praktizieren, sind wir in der Lage, einerseits unnötige Körperspannung zu vermeiden und andererseits genau zu bestimmen, wo in unserem Körper innere Spannung gehalten werden sollte, um unsere Zielvorgaben zu erreichen.

Der Grad der Muskelspannung, den wir in der Ausübung der Bandhas anwenden, wird dadurch bestimmt, wie viel Kontrolle das innere Muskelgerüst benötigt, um die Wirbelsäule in ihrer korrekten Ausrichtung zu halten. So kann je nach Yogaposition mehr oder weniger Spannung benötigt werden. Anfänglich werden wir uns noch verstärkt darauf konzentrieren müssen, die inneren Kontraktionen zu halten. Doch wenn sich unsere Stärke mit der Zeit entwickelt, wird das Halten des inneren Gerüstes mehr und mehr zu einem natürlichen Teil unserer Praxis werden.

Sobald wir die Bandhas richtig anwenden können und diese unser inneres Gerüst stützen, werden wir für die Ausrichtung unserer jeweiligen Yogaposition nur die Muskeln benötigen, welche diese Position tatsächlich halten. Das wiederum ermöglicht uns, unnötige Spannung in anderen Teilen des Körpers loszulassen. Die daraus resultierende Yogaposition bewohnt quasi unseren gesamten Körper von innen nach außen. Die Yogaposition wird unserem Körper nicht länger von außen aufgedrückt und wir können ganz zu dieser Position werden.

Bandhas schützen und projizieren, das ist ihre Aufgabe. Sie stellen die Ausrichtung der Wirbelsäule sicher und lenken die Energie auf das Ziel, das wir letztendlich erreichen wollen.

Mula Bandha

Wurzelschleuse

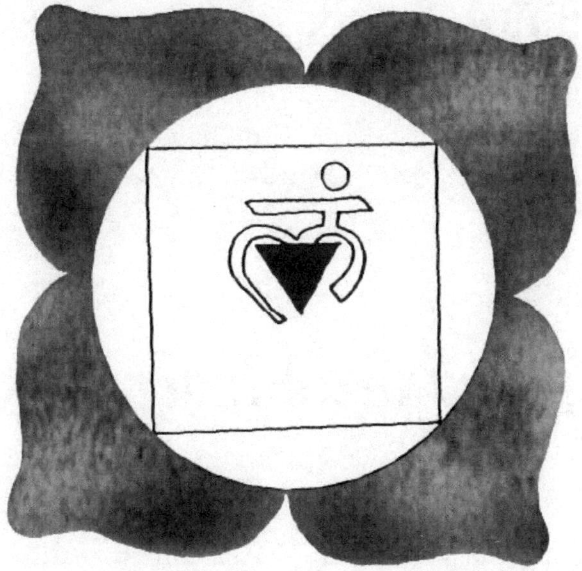

Mulbandh, die Wurzelschleuse, entwickelt die innere, muskuläre und energetische Kontrolle, welche die Basis beziehungsweise Wurzel jeder Yogaposition ist. Swami Buddananda beschreibt in seinem Buch 'Moola Bandha, the Master Key' (Moola Bandha - der Hauptschlüssel) die exakte energetische Zielsetzung der Muskelkontraktion, die wir ‚Wurzelschleuse' nennen, als die Stimulation des Triggerpunktes des Muladhara Chakras, um die Kundalini Energie zu erwecken. Das Muladhara Chakra ist feinstofflich, es besitzt einen physischen Auslöser, der sich am Perineum (Damm) befindet. Der Damm bildet - als vor dem Darmausgang liegende Haut-Weichteilbrücke - den äußeren Abschluss einer komplexen Muskelgruppe, die ihrerseits den Beckenboden bildet und das Becken so nach unten stützt. Das Perineum wird umgeben von den Muskeln, welche die Harnröhre, das Geschlechtsorgan und den After umschließen, die sog. ‚Schließmuskel' (wenn man angewiesen wird, Anus und Geschlechtsorgan anzuspannen, dann werden genau diese Muskeln des Beckenbodens trainiert). Es erfordert viel Übung, um genaue Kontrolle über seinen Beckenboden zu erlangen.
Die Muskeln im Urogenital- und Analbereich sind auf eine Weise miteinander verbunden, die es schwierig macht, die eine Muskelgruppe zu kontrahieren, ohne gleichzeitig die andere Muskelgruppe ebenfalls anzuspannen. [3]

Die Muskelkontraktion des Mulbandhs stärkt den Nabelpunkt. Der Nabelpunkt kann so auf korrekte Weise rotieren und das Becken verankern. So wird der untere Teil der Wirbelsäule vor schädlichem Druck geschützt und die Basis der Wirbelsäule (das Gebiet, in dem die schlummernde Kundalini-Energie wohnt) in korrekter Verbindung zum Rest der Wirbelsäule gehalten. Dies wiederum bewahrt die Einheit des unteren Endes des Sushumna-Kanals, so dass die Energie der unteren Energiezentren ihre Reise aufwärts beginnen kann.

Der Beckenboden bildet den Boden des Rumpfes und das gesamte Gewicht des Oberkörpers ruht auf ihm. Innere Muskelkontrolle dieses Bereiches wirkt unterstützend, wenn man das Gewicht des Körpers bewegt oder hebt (sicher hast du schon einmal eine mit schweren Gegenständen gefüllte Einkaufstüte aus Papier angehoben und festgestellt, dass die Tüte dann besser geschützt ist, wenn sie an ihrem Boden mit der Hand unterstützt angehoben wird).

Mulbandh sollte nicht von Personen praktiziert werden, die unter überhöhtem Blutdruck, einem zu hohen Schädelinnendruck oder Amenorrhö (krankhaftes Ausbleiben der Menstruation) leiden. Auch Schwangere und Frauen am ersten Tag ihrer Regel sollten kein Mulbandh üben. Bitte konsultiere deinen Arzt, wenn du dir unsicher darüber bist, ob du Mulbandh praktizieren darfst.

Der Nabelpunkt

In den antiken Shastras ist überliefert, dass Yoga am Nabelpunkt beginnt. Um das äußere Gebiet des Nabelpunktes zu bestimmen, platziere drei Finger quer genau unter den Bauchnabel. Der Nabelpunkt befindet sich exakt unter dem untersten der drei Finger (ungefähr drei bis vier Zentimeter unter dem Bauchnabel).

Die Ausübung von Mulbandh

Im Kundalini Yoga wird Mulbandh folgendermaßen unterrichtet: Wir kontrahieren die Schließmuskeln um Anus und Geschlechtsorgan in Kombination mit dem Herein- und Hochziehen unseres Nabelpunktes. Anfänger sollten mit drei separaten Kontraktionen beginnen. Sie sollten aufeinander folgend angewandt und gleichzeitig gehalten werden. Kontrahiere zunächst den Anus und halte die Spannung. Spanne dann die Muskeln um das Geschlechtsorgan an und halte die Kontraktion. Ziehe schließlich den Nabelpunkt nach innen und oben. Halte die drei Kontraktionen kurz und löse sie dann alle zur gleichen Zeit.
Durch regelmäßiges Üben wird es dir mit der Zeit leicht fallen, alle drei Kontraktionen auf einfache Weise und beinahe gleichzeitig auszuführen.

Diese dreiteilige Wurzelschleuse-Technik ist die erste Phase des Erlernens von Mulbandh. Sie ist eine essenzielle, vorbereitende Übung, um die Muskeln des Beckenbodens zu lokalisieren, zu isolieren und zu kontrahieren. Bei regelmäßiger Übung entwickelt sich das Mulbandh immer mehr, so dass die Kontraktionen akkurat, effektiv und ohne Anstrengung ausgeführt werden können. Die Anwendung von Mulbandh entspricht dann eher einer inneren Kontrolle als dem Zusammendrücken von äußeren Teilen des Körpers.

Die Anwendung von Mulbandh bewirkt einen Zug am Nabelpunkt nach innen und oben, so dass sich in der Folge der vordere, untere Teil des Beckens (insbesondere das Schambein) nach vorne und oben bewegt. Das Becken rotiert also um eine durch die Hüftgelenke führende Achse, es richtet sich in einer Rotationsbewegung quasi auf. Da das Kreuzbein (die fünf verschmolzenen Wirbel zwischen Lendenwirbelsäule und Steißbein) mit den Beckenschaufeln fest durch die Iliosakralgelenke verbunden ist, wird das Kreuzbein in der Folge nach unten gezogen und bewirkt so eine Streckung der Wirbelsäule, der untere Rücken verlängert sich.

Durch diese spezielle strukturelle Verbindung zwischen dem Kreuzbein und dem übrigen Becken wird der untere Rücken durch Mulbandh vor schädlicher Kompression geschützt. Die untere Wirbelsäule befindet sich nun in richtiger Beziehung zur übrigen Wirbelsäule und ist korrekt ausgerichtet. So kann sie das Gewicht des Oberkörpers optimal tragen. Das Ein- und nach oben Ziehen des Nabelpunktes führt zu einer gewissen Druckerhöhung im Unterleib. Auf diese Weise können die inneren Organe die Wirbelsäule abpolstern und unterstützen.

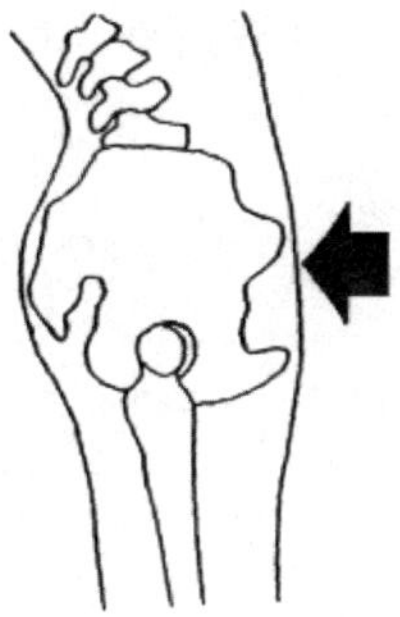

Indem man den Nabelpunkt nach innen und oben zieht, veranlasst man das Becken dazu, sich zu drehen

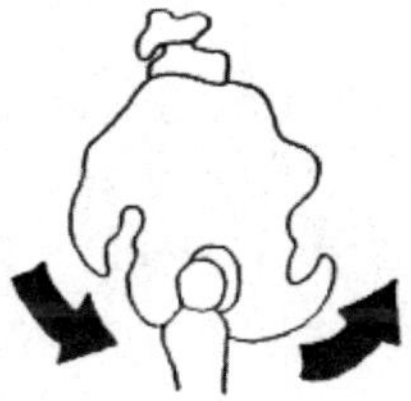

Dabei erfährt das Kreuzbein einen Zug nach unten

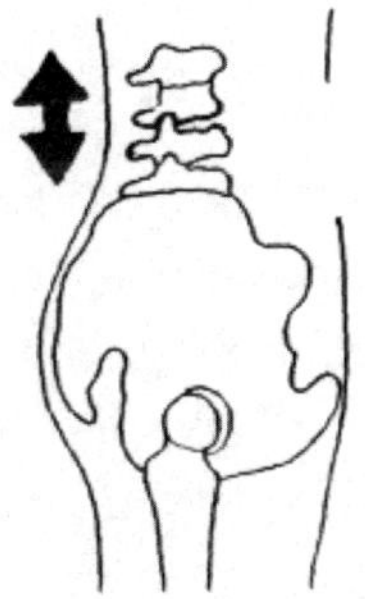

Die untere Wirbelsäule verlängert sich

Das Verfeinern von Mulbandh

Mit zunehmender Kräftigung deines Nabelpunktes kannst du deine Mulbandh-Technik weiter verfeinern. Du wirst die Kontraktion nicht länger in drei Phasen anwenden müssen. Wenn du nun den Nabelpunkt nach innen und oben ziehst, kannst du dies unter gleichzeitiger Beteiligung der Beckenbodenmuskulatur tun. Der Nabelpunkt, das Geschlechtsorgan und der Anus werden sich anfühlen wie in einer Linie aufgereiht. Dieses Anspannen und Hochziehen nennen wir 'Mulbandh-Ziehen'. 'Mulbandh-Ziehen' leitet die Energie nach oben, während deine Beckenstellung gleichzeitig eine Ankerung erfährt. Auf diese Weise ist sichergestellt, dass die Leitungsbahn der unteren Wirbelsäule geöffnet bleibt.

Jede Bewegung sollte am Nabelpunkt beginnen, weil der Nabelpunkt die Fähigkeit besitzt, die Basis der Wirbelsäule zu kontrollieren. Der Nabelpunkt muss das Organisationszentrum jedweder physischen Aktivität und aller Körperhaltungen werden.

Wie man ein Gefühl für "Mulbandh-Ziehen" bekommen kann

Folgende Übung kann dir helfen, ein Gefühl dafür zu bekommen, wie du den Nabelpunkt einsetzen kannst, um das Becken zu positionieren und es in Stellung zu halten.

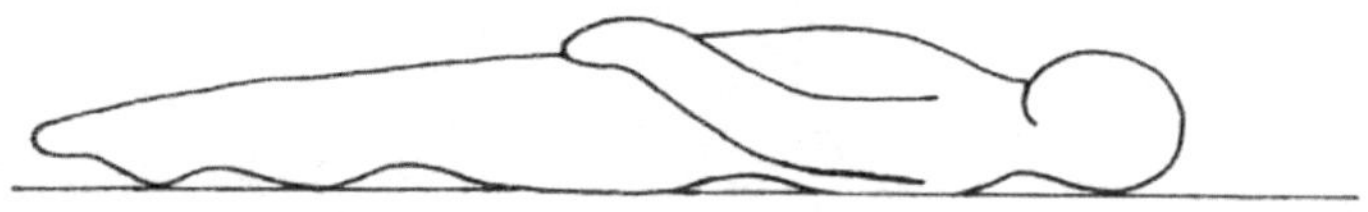

Lege dich auf den Rücken und konzentriere dich auf deinen Nabelpunkt. Lege die Handflächen flach auf deinen unteren Bauch. Atme ein und ziehe mit Hilfe der inneren Muskeln den Nabelpunkt nach innen und oben, bis du fühlen kannst, wie dein Becken kippt und dein unterer Rücken gegen den Boden drückt. Halte den Atem ein, solange es dir angenehm ist, dann atme aus.

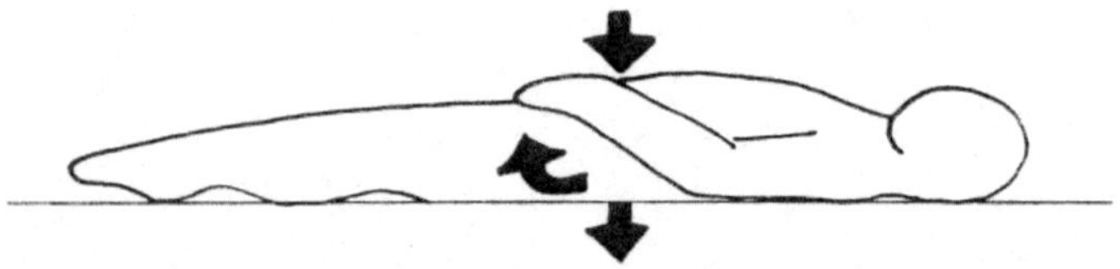

Verspannungen in der Bauchmuskulatur oder den Hüften können es schwer machen, das Becken zu kippen und den unteren Rücken gegen den Boden zu drücken. In diesem Fall übe diese einfache Bewegung täglich für ein paar Minuten, bis du dein Becken einfach kippen kannst, wenn du den Nabelpunkt nach innen und oben ziehst. Vermeide das Anspannen deiner Gesäßmuskulatur, weil dies Druck auf das Kreuzbein ausübt und die Beckenbewegung verhindert.

Jalandhara Bandha

Die Nackenschleuse

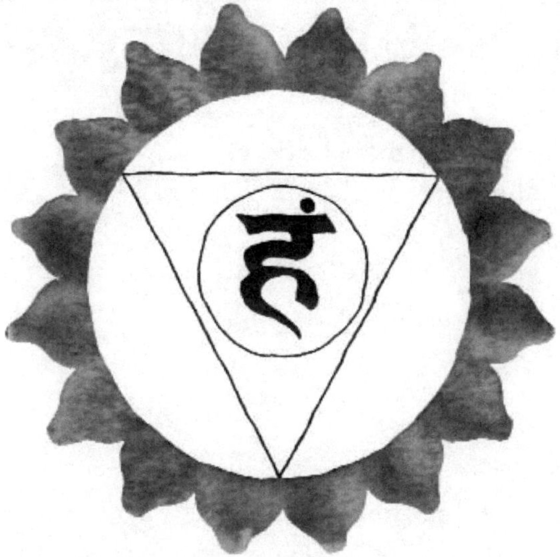

Jalandhara Bandha - die ‚Nackenschleuse' - streckt die Wirbelsäule und versorgt den Hirnstamm mit Energie.
Seine Anwendung löst Blockaden in dem Gebiet zwischen dem oberen Anteil des Zwerchfells und der Schädelbasis.
So kann die Energie die höheren Zentren im Kopf besser erreichen.

Jalandhara Bandha entwickelt eine Unterstützungsplattform zwischen dem Nabel und dem Herzen, die ermöglicht, dass das Gewicht des Kopfes auf adäquate Weise von der Wirbelsäule getragen wird.
Jalandhara Bandha ist ein wirksames Mittel gegen die Angewohnheit, den Kopf bei Körperbewegungen die Führung übernehmen zu lassen, was wiederum die Ausrichtung des Körpers durch den falschen Einsatz der Schwerkraft außer Balance bringt.
Es ist unbedingt erforderlich, Jalandhara Bandha bei nach rückwärts gebeugten Übungen zu halten, um den Nacken vor zu starkem Druck zu schützen.

Die Nackenschleuse wird bei allen Pranayamas (Atemübungen) in unterschiedlicher Stärke angewandt. Die allgemeine Regel ist, dass du die Nackenschleuse so praktizierst, dass sie den freien Fluss deines Atems nicht behindert. Jalandhara Bandha kann vollständig ausgeübt werden, wenn du durch die Nase atmest. Jalandhara Bandha wird behutsamer angewandt, wenn du durch den geöffneten Mund atmest, beziehungsweise die Zunge beim Atmen ausgestreckt ist.
In diesen Fällen stelle deine Nackenschleuse so ein, dass du eher eine 'Kinn rein, Brust raus'-Haltung einnimmst, die jedoch den freien Atemfluss zulässt, während du deine Wirbelsäule gestreckt und aufrecht hältst.
Wird Pranayama ohne jedweden Einsatz der Nackenschleuse ausgeübt, so kann dies den Energiefluss im Nacken blockieren und es kann sich ein ungesunder Druck im Bereich des Herzens, hinter den Ohren, im Innenohr und im Gehirn aufbauen.

Die Anwendung von Jalandhara Bandha

Wenn du Jalandhara Bandha anwenden willst, ziehe zunächst deinen Nabelpunkt nach innen. Damit verankerst du dein Becken. Hebe dann die Brust an. Ziehe dein Kinn in Richtung Kehlkopf (nicht nach unten), um den Hals aus der natürlichen Wölbung der Halswirbelsäule heraus zu begradigen.

Während du den Brustkorb anhebst, achte darauf, dass deine Schulterblätter ein Gegengewicht bilden, indem du sie senkst und leicht zurückziehst. So kannst du einer Krümmung deiner Schultern und einem Rundwerden deines oberen Rückens entgegenwirken (halte deinen Nabelpunkt nach innen gezogen, um zu vermeiden, deinen unteren Rücken zu komprimieren, während du versuchst, deinen Brustkorb anzuheben. Du wirst deine Brust besser anheben können, wenn du die Muskeln deines unteren Rückens und deiner Schultern entspannen lässt).

Anfangs wird es dich vielleicht anstrengen, Jalandhara Bandha zu halten. Mit etwas Übung wird sich deine Fähigkeit verbessern, mit gerader Wirbelsäule sitzen zu können. Immer dann, wenn Yogi Bhajan seinen Schülerinnen und Schülern die Anweisung 'Kinn rein und Brust raus' gab, war dies ein Hinweis darauf, in einer Kriya die Nackenschleuse anzuwenden. Diese Anweisung ist eine klare Kurzbeschreibung von Jalandhara Bandha.

Um Jalandhara Bandha richtig auszuüben, benötigt man eine gute Flexibilität des oberen und mittleren Rückens. Wenn man die Nackenschleuse ganz ausübt und das Becken stabilisiert hat, dann sollte man die Brust so weit anheben, dass das Kinn auf einfache Weise in die kleine Vertiefung oberhalb des Brustbeins am Halsansatz passt. Jalandhara Bandha sollte man keinesfalls so praktizieren, indem man den Kopf nach vorne beugt und den Nacken rundet, sondern man sollte die Brust zum Kinn heben und den Nacken verlängern.

Je flexibler dein Rücken ist, desto leichter kannst du deine Brust anheben und desto erfolgreicher kannst du die Nackenschleuse anwenden. Der Bereich zwischen den Schulterblättern ist normalerweise die festeste Körperregion. Diese Festigkeit macht es schwer, den oberen Rücken zu strecken, ohne gleichzeitig die Schultern zusammenzuziehen und anzuheben.

Jalandhara Bandha mit Nackenschleuse zu übersetzen, kann zu Missverständnissen führen. Die Nackenmuskulatur wird keineswegs kräftig angespannt. Die Brust hebt sich, das Kinn wird nach innen gezogen und der Kopf findet über dem Herzen seine Balance. Die Nackenmuskeln werden nur mit der Spannung gehalten, die benötigt wird, das Kinn in Richtung Hals zu ziehen.

Die Nackenschleuse schafft die strukturelle Voraussetzung dafür, deinen Kopf darauf einzustimmen, sich deinem Herzen hinzugeben. Letztendlich ist all die Arbeit auf das 'Divine Alignment'(eine Ausrichtung zum Göttlichen) ausgerichtet. Wir vermitteln dir nur die Technik. Mit ihrer Hilfe kannst du einen klaren Weg kreieren. Dein Herz wird die weitere Arbeit tun.

Wie man ein Gefühl für die Ausübung von Jalandhara Bandha bekommt

Die Übung ‚Spinal Flex' (Kamelritt), ausgeübt mit den Händen auf den Knien, wirkt öffnend auf den mittleren Rücken. Sie vermittelt uns außerdem ein Gefühl für die Position der Brust und der Schulterblätter während der Anwendung von Jalandhara Bandha. Im Moment der maximalen Vorwärtsstreckung des Brustkorbs kommt der Körper kurz in die Jalandhara Bandha-Haltung, wenn sich am Ende der Einatmung durch die Anhebung des Brustkorbes bei gleichzeitiger Streckung des Nackens auch die Lungenspitzen mit Atemluft füllen.

‚Kamelritt' für den oberen Rücken

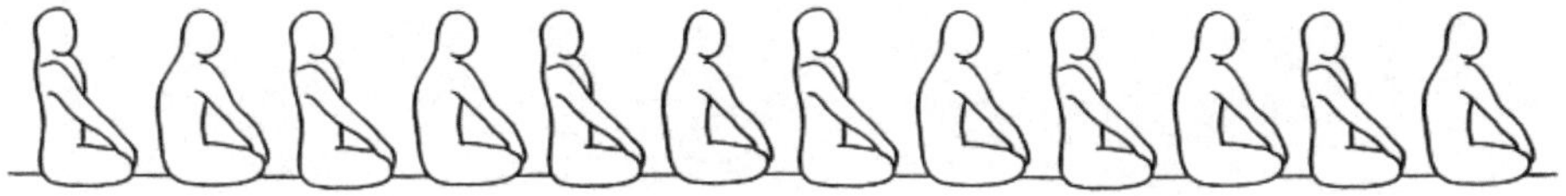

Sitze in der ‚Einfachen Haltung' (‚easy pose', siehe Seite 29). Lege deine Hände auf die Knie. Ziehe den Nabelpunkt nach innen, um dein Becken zu verankern. Achte darauf, dass dein unterer Rücken während der gesamten Übung lang gestreckt und stabilisiert bleibt. Atme ein und führe die Wirbelsäule mit Hilfe deiner Arme in eine Vorwärtswölbung. Indem du deine Schulterblätter nach unten ziehst, kann sich deine Brust nach vorne und nach oben bewegen. Deine Brust hebt sich in Richtung Kinn, so als wolltest du Jalandhara Bandha ausüben.

Halte den Nabelpunkt noch immer nach innen gezogen, wenn du nun vollständig ausatmest und die Wirbelsäule nach hinten rundest und dabei deine Schulterblätter auseinander ziehst. Durch diesen konstanten Zug am Nabelpunkt schützt du deine Wirbelsäule davor, dass sie während des sich nach hinten Wölbens einknickt. Deine Nackenmuskulatur bleibt während der gesamten Übung hindurch entspannt.

Fahre mit dieser Form des Kamelritts für 1 bis 3 Minuten fort. Atme lang und tief.

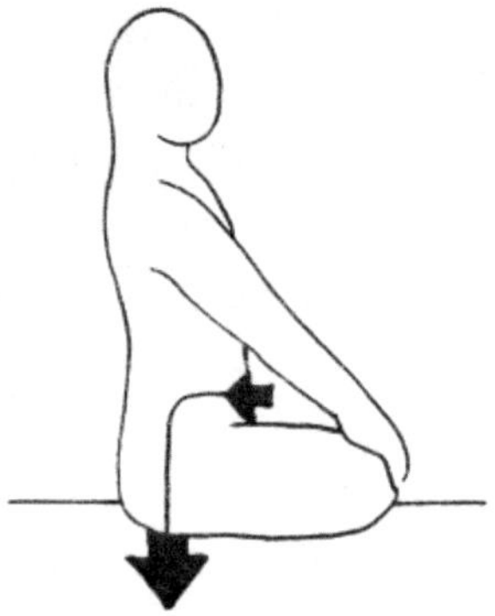

Spanne Mulbandh an. Zentriere dein Gewicht auf deine Sitzbeinhöcker und drücke diese in den Boden hinein.

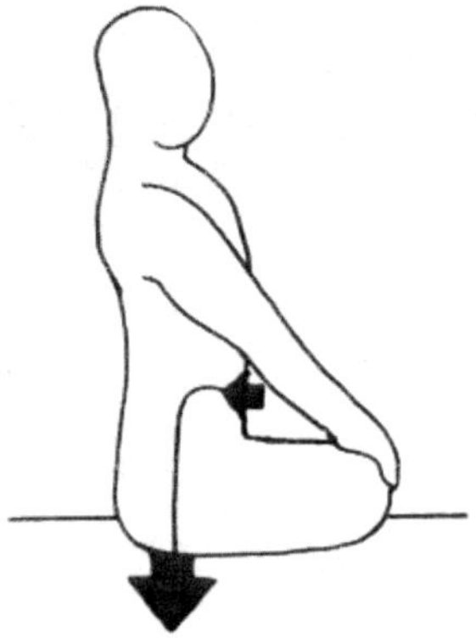

Während du einatmest, benutze deine Arme, um deinen Ober-körper in Jalandhara Bandha zu führen.

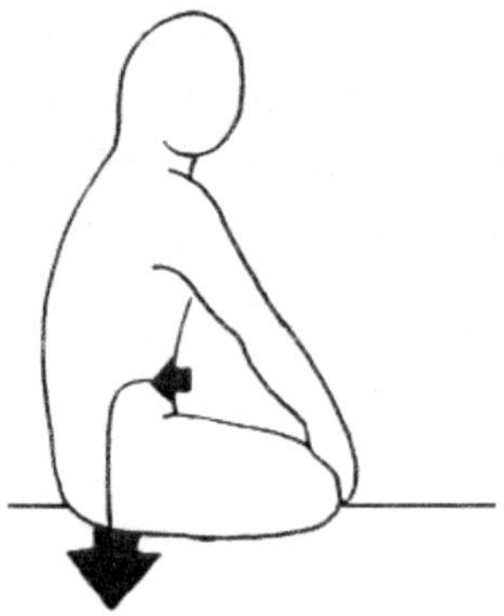

Achte darauf, dass du Mulbandh hältst, während du ausatmest und deine Wirbel-säule nach hinten rundest. So verhinderst du, dass dein Brustkorb kollabiert.

Während der Einatmung wende Mulbandh an, um dein Becken fest mit dem Boden zu verbinden, so dass du deinen Brustkorb mit dem Vorwärtswölben anheben kannst. Wenn der Brustkorb sich hebt und der Atem ihn weitet, bringt dich die Vorwärtsstreckung der Brust in Jalandhara Bandha. Führe die Bewegung vom Nabel heraus und vermeide es, deinen Kopf die Bewegung führen zu lassen. Während des Einatmens geht der Nabel eine starke, nach oben gerichtete Verbindung mit dem Herzen ein. Ziehe die Schulterblätter leicht zurück und nach unten. Sie arbeiten wie zwei Hände, die das Herz von hinten aus nach oben schieben. Diese Schritte ermöglichen es, auch während des Ausatmens eine korrekte Haltung beizubehalten. Dein Kopf bleibt während der Bewegung in vertikaler Ausrichtung über dem Becken, nur die Wirbelsäule rundet sich nach vorne und nach hinten.

Korrekt ausgeführter ‚Kamelritt' läßß den Kopf auf einer stabilen vom Herzzentrum gebildeten Plattform ‚schweben'. Ich bitte meine Schülerinnen und Schüler immer, ihren Brustkorb anzuheben ohne dabei den Nacken zu verkrampfen, um den Kopf in seiner korrekten Position zu halten. Kopf und Nacken dürfen sehr entspannt bleiben, denn Idealerweise wird der Kopf vom Herzen ausbalanciert und gehalten, so dass man den Nacken nicht anspannen muss.

Das Ausüben von Jalandhara Bandha mit einem Hilfsmittel

Du kannst ein Hilfsmittel benutzen, um ein Gefühl für die Anwendung von Jalandhara Bandha zu bekommen. Als solche Hilfe kann jedes Werkzeug dienen, das dir helfen kann zu erfahren, wie es sich anfühlt, wenn sich deine Muskeln in der für eine bestimmte Übung richtigen Position befinden.
Die Idee ist, dass du die Yogahaltung kurzzeitig mit solch einem Hilfsmittel ausführst. Entferne das Hilfsmittel dann wieder und kreiere genau das Gefühl, das du während dessen Verwendung hattest.

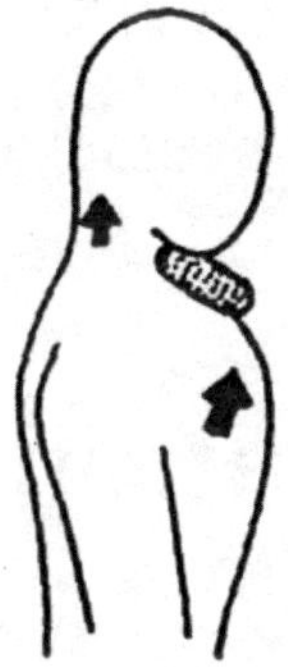

Um ein Gefühl für die richtige Position von Nacken und Brust während der Anwendung von Jalandhara Bandha zu bekommen, kannst du ein ungefähr zweieinhalb Zentimeter dickes Taschenbuch als Hilfsmittel benutzen.

Ausgangsposition ist die ‚Einfache Haltung' (siehe Seite 29). Spanne während der gesamten Übungsdauer kontinuierlich Mulbandh an. Lasse die Schulterblätter nach hinten und unten sinken, während du gleichzeitig den vorderen Brustkorb so hoch wie möglich anhebst. Vermeide es, Druck auf die untere Wirbelsäule auszuüben oder die Schultern hochzuziehen. Halte die Brust angehoben und beuge den Kopf nicht nach vorne. Ziehe das Kinn nach innen und platziere das Hilfsmittel zwischen Kinn und Brustbein. Halte die Position, lasse alle unnötige Spannung im Nacken- und Schulterbereich los. Atme lang und tief. Erlaube deinen Muskeln, ein Gefühl für die Position zu bekommen. Dann entferne das Hilfsmittel und entspanne die Nackenschleuse. Kehre zu deiner normalen Atmung zurück.

Kriya zur Stärkung von Jalandhara Bandha

Folgende Kriya wurde von Yogi Bhajan unterrichtet. Sie ist eine Meditation auf das fünfte Chakra. Wende Jalandhara Bandha an und chante ein bestimmtes Mantra. Wenn du diese Kriya täglich übst, wird dies deine Nackenschleuse entwickeln. Außerdem ist diese Kriya von unschätzbarem Wert für Körper und Geist. Spanne auf jeden Fall Mulbandh an, so dass dein unterer Rücken nicht kollabiert, während du die Nackenschleuse hältst.

Meditation für das Fünfte Chakra [4]

Meditation for the Fifth Chakra
Wie von Yogi Bhajan am 19. und 20. Februar 1991 unterrichtet.

Ausgangsposition für diese Meditation ist die ‚Einfache Haltung' (siehe Seite 29). Sitze mit gerader Wirbelsäule, deine Hände befinden sich in Gyan Mudra (Daumen- und Zeigefingerkuppen berühren sich, die restlichen Finder sind möglichst gerade). Ziehe den Nabel nach innen und hebe die Brust an.
Strecke die Wirbelsäule so nach oben, dass du nur noch sehr wenig Körpergewicht auf den Sitzbeinhöckern spürst.* Wende die Nackenschleuse an.
Deine Augen sind auf die Nasenspitze konzentriert.
Singe das Mantra *Hummee Hum Brahm Hum* (sprich: "Hammi Ham, Brahm Ham") zu der Aufnahme von Nirinjan Kaur. Chante vom hinteren Teil der Zunge aus, der sich tief in deinem Hals befindet. Du wirst einen sanften Druck und ein Vibrieren im Halsbereich wahrnehmen.
Übe zunächst für 3 Minuten, steigere die Dauer dieser Meditation allmählich auf eine maximale Länge von 11 Minuten pro Tag. Yogi Bhajan sagte, dass man im Geiste und im Auftreten jung bleiben kann, wenn man diese Kriya achtzehn Monate lang täglich für elf Minuten auf die richtige Weise praktiziert.

Diese Meditation für das fünfte Chakra bildet eine seltene Ausnahme, weil während des Chantens die Nackenschleuse in einem starken Maße ausgeübt wird. Dies geschieht aus dem spezifischen Grund, das Chanten aus tiefem Hals und die gleichzeitige Anwendung der Nackenschleuse auszuüben. Normalerweise wird die Nackenschleuse weniger stark ausgeübt, wenn man während einer Kriya chantet, da der Halsbereich dann entspannter ist und der Klang so in einem höheren Bereich des Halses entstehen kann.

** Weitere Informationen zum richtigen Sitzen findest du in dem Kapitel 'Wurzeln' ab Seite 27.*

Das Strecken der Wirbelsäule

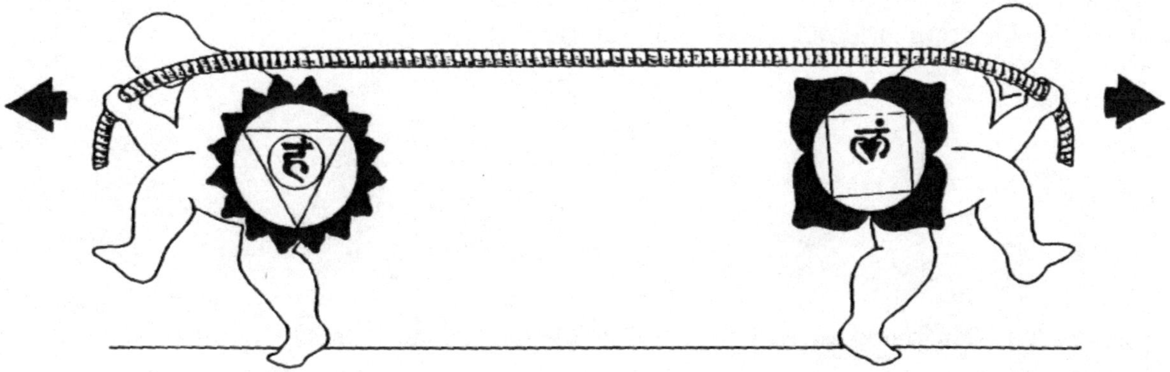

Nackenschleuse

Wurzelschleuse

Die Wurzelschleuse und die Nackenschleuse werden gleichzeitig angewandt, um die Wirbelsäule wirksam zu strecken und so in der richtigen Position zu halten. Jede Streckung benötigt ein fest verankertes Ende, während das andere Ende in die entgegengesetzte Richtung zieht. In diesem Falle verankern wir mit Hilfe der Wurzelschleuse die Wirbelsäule an ihrem unteren Ende und strecken durch die Anwendung der Nackenschleuse die Brust. Wir verlängern den Nacken und strecken die Wirbelsäule von ihrem oberen Ansatz her. Die beiden Bandhas halten die Wirbelsäule korrekt ausgerichtet, so dass die Brustwirbelsäule (der mit dem Brustkorb verbundene Teil der Wirbelsäule) sich sicher nach oben strecken kann.

Diese Bandha-Kombination kann jederzeit angewandt werden, wenn während einer oder zwischen zwei Übungen die Wirbelsäule gerade gehalten werden soll. Sie wird aber am intensivsten praktiziert, wenn es gilt, am Ende einer Übung den Atem anzuhalten und die Wirbelsäule zu strecken.
Hier können die Wurzelschleuse und die Nackenschleuse besonders kräftig ausgeübt werden, so dass die maximale Menge des durch die Kriya stimulierten Pranas im Körper verteilt und in den einzelnen Regionen aufgenommen werden kann.

Es lohnt den Zeitaufwand, daran zu arbeiten, Mulbandh und Jalandhara Bandha zu meistern. Bis du ein bestimmtes Maß an Kraft und Fähigkeit bezüglich dieser Bandhas erworben hast, ist es schwer nachzuvollziehen, wie die Bandhas in den Yogapositionen wirken. Die diesen Bandhas innewohnende Weisheit kann nur durch Übung verstanden werden. Wenn du einmal eine Erfahrung dieser Weisheit gemacht hast, wirst du in der Lage sein, die Bandhas als Werkzeuge zu nutzen. So kannst du die göttliche Ausrichtung in jeder Yogaposition erfahren, die du praktizierst.

Die Streckposition

Die Streckposition ist eine klassische Übung, um den Nabelpunkt zu stärken. Wenn du die Kraft deines Nabelpunktes entwickeln, deinen Beckenboden in deine Yogapraxis miteinbeziehen und die Position deines Beckens kontrollieren möchtest, dann solltest du die Streckposition meistern.
Die Ausübung der Streckposition erfordert die Anwendung von Mulbandh und Jalandhara Bandha. Wenn du die Streckposition - richtig ausgeführt - täglich für drei Minuten übst, wird dir das die Kraft schenken, die du benötigst, um deine Technik bezüglich jeder von dir praktizierten Yogaposition zu entwickeln.
Die Streckposition ist eine anspruchsvolle Übung, aber der aus ihr resultierende Lohn ist diese Anstrengung wert.

Ausgangsposition ist die Rückenlage. Strecke die Beine, die Hacken berühren sich und die Zehen zeigen in den Raum. Ziehe den Nabelpunkt nach innen und nach oben, so dass dein Becken rotiert und du den unteren Rücken und das Kreuzbein fest auf den Boden drücken kannst (siehe Seite 14).
Hebe die Füße 15 Zentimeter an. Strecke das Brustbein vor und wende die Nackenschleuse an um den Kopf auf korrekte Weise anzuheben.
Hebe den Kopf ebenfalls um 15 Zentimeter.

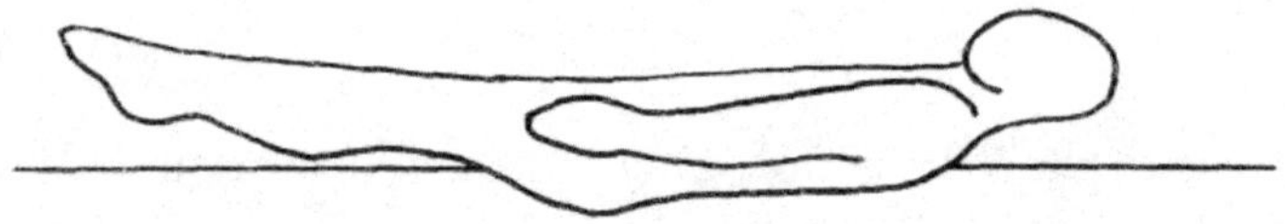

Fokussiere den Blick auf deine Zehen. Die Arme befinden sich seitlich am Körper, die Handinnenflächen schauen zu den Oberschenkeln, ohne diese zu berühren.
Mache für 1 bis 3 Minuten Feueratem (detaillierte Anleitung zur Ausführung: siehe Seite 45).

Um den Kopf korrekt anheben zu können, ist es notwendig, Jalandhara Bandha anzuwenden, da ansonsten die Gefahr besteht, die Brust mit Hilfe des Kopfes hochzuziehen, was in einer übermäßigen Belastung der Nackenmuskulatur resultieren würde.

Halte den unteren Rücken gegen den Boden gedrückt. Ohne die fortgesetzte Anwendung von Mulbandh wirst du nicht in der Lage sein, Jalandhara Bandha zu halten. Dein unterer Rücken und dein Nacken würden darunter leiden. Solltest du deinen unteren Rücken nicht am Boden halten können, entspanne deinen Körper für kurze Zeit auf dem Boden, um, sobald du dazu wieder bereit bist, die korrekte Streckposition erneut einzunehmen und mit der Übung fortzufahren. Die Streckposition stärkt deinen Nabelpunkt nur, wenn sie mit korrekt angewandten Bandhas ausgeübt wird.

Ein Verspannen der Gesäßmuskeln weist überdies daraufhin, dass diese eingesetzt werden, um das Becken zu rotieren, anstatt den Nabelpunkt und die Beckenbodenmuskeln adäquat einzusetzen. Angespannte Gesäßmuskeln während der Ausübung der Streckposition bewirken eine Versteifung im Beckenbereich, wodurch Druck auf das Kreuzbein ausgeübt und letztendlich die Drehung des Beckens behindert wird. Um dieser Spannung entgegenzuwirken, rolle die Oberseiten der Oberschenkel leicht nach innen und drücke deren Innenseiten zusammen. Der Bereich des Kreuzbeines wird so geweitet, im Hüftbereich entsteht eine breitere Basis und du vermagst deinen unteren Rücken in Kontakt zum Boden zu halten.

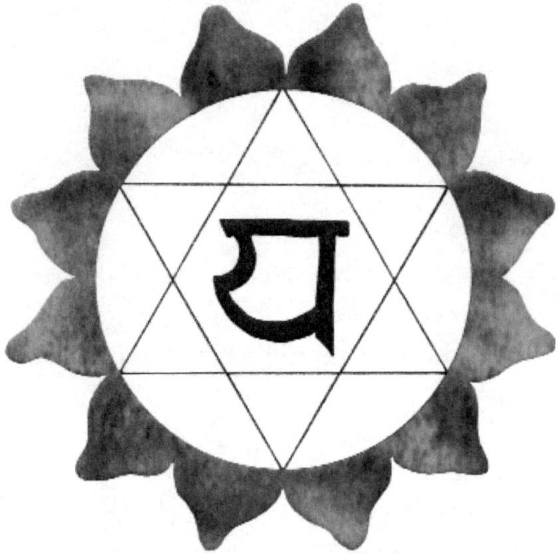

Uddiyana Bandha

Zwerchfellschleuse

Uddiyana Bandha bewegt die pranische Energie vom Nabelpunkt durch den Bereich des Herzens bis in die Nackenregion. Es massiert das Herz, die Verdauungsorgane, die Nieren und Nebennieren, die Bauchspeicheldrüse und den Solarplexus.

Mit Hilfe dieses Bandhas vermögen wir eine bewusste Kontrolle über das Zwerchfell auszuüben. Um eine höhere Kapazität der Lungen zu erlangen, ist es erforderlich, dass das Zwerchfell sowohl die Flexibilität besitzt, sich während der Einatmung ganz nach unten zu bewegen, als auch jene, sich möglichst weit nach oben bewegen zu können, um so ein vollständiges Ausatmen zu ermöglichen. In manchen Fällen ist das Zwerchfell zu fest und kann sich nicht ungehindert bewegen. Uddiyana Bandha wirkt lösend auf das Zwerchfell und streckend auf die kleinen Muskeln zwischen den Rippen, so dass sich der Brustkorb weiten kann. Wenn das Uddiyana Bandha vollständig entwickelt ist, verbindet es sich während seiner Ausübung mit dem Nabelpunkt, der Beckenboden wird miteinbezogen und eine im positiven Sinne festigende Wirkung aus das gesamte Innere des Oberkörpers ausgeübt.

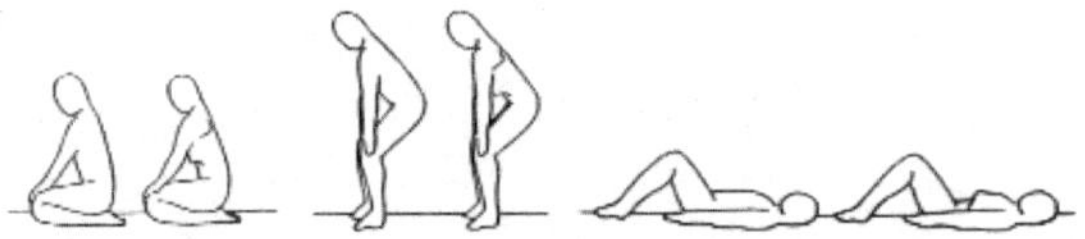

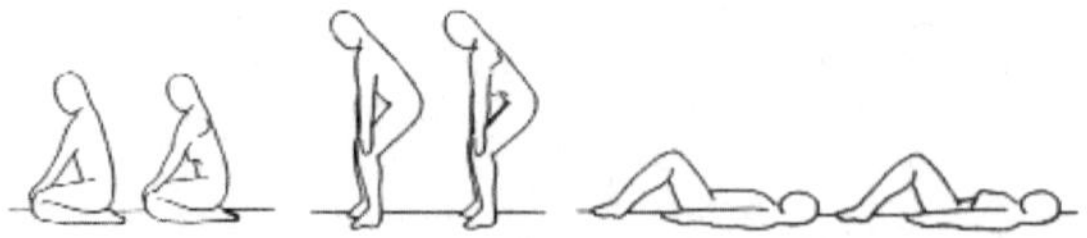

Normalerweise wird Uddiyana Bandha sitzend oder stehend praktiziert (im Stehen sind die Beine ein wenig auseinander, die Hände ruhen auf oder etwas über den Knien). Manche Menschen finden es einfacher, dieses Bandha auf dem Rücken liegend zu erlernen.

Die Ausführung von Uddiyana Bandha

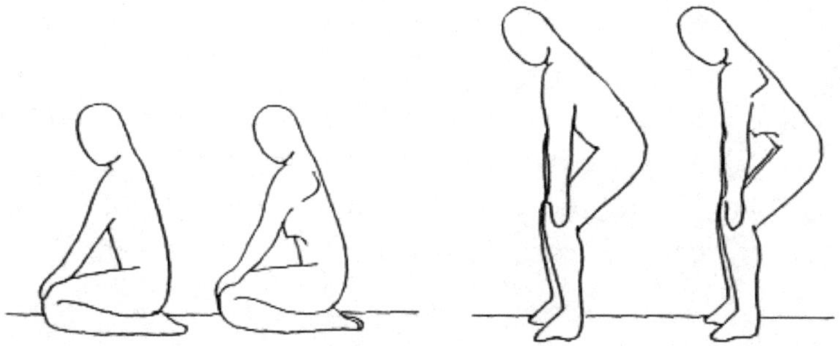

Um Uddiyana Bandha anzuwenden, beuge den Rumpf vor und hebe den Brustkorb an. Achte darauf, den Nacken in Ausrichtung mit der Wirbelsäule zu halten. Atme tief und so vollständig wie möglich aus. Halte den Atem aus und ziehe dein Kinn zum Kehlkopf hin ein. Verschließe die Stimmritze, so dass in deinem Brustkorb ein Unterdruck entsteht, der es dir ermöglicht, dein Zwerchfell nach oben zu “saugen” und so eine Einwölbung unter dem Rippenbogen entstehen lässt (du wirst die Saugwirkung daran erkennen, dass die Haut am Halsansatz und an der Vertiefung oberhalb des Brustbeins während des Saugens nach innen gezogen wird).
In dem Grade, in dem sich das Zwerchfell nach oben hebt, werden auch die Bauchmuskeln angehoben und gleichzeitig nach hinten zur Wirbelsäule hin gezogen (lasse dein Zwerchfell die Arbeit tun, so dass die Bauchmuskeln entspannt bleiben können und einfach nur mitgezogen werden). Halte den Atem solange aus, wie dir angenehm ist. Lasse alle Spannung vor dem Einatmen los und dein Zwerchfell sich absenken, dann erst atme sanft wieder ein. 1 bis 5 Minuten täglicher Übung von Uddiyana Bandha wird deine Fähigkeit entwickeln, diese Zwerchfellschleuse korrekt anwenden zu können.

Uddiyana Bandha darf nur mit leerem Magen und nach einer vollständigen Ausatmung praktiziert werden. Der Atem wird während der Anwendung dieses Bandhas angehalten. Bei unvollständiger Ausatmung kann die Anwendung von Uddiyana Bandha einen ungesund hohen Druck auf die Augen, das Herz und das Zwerchfell ausüben.

Menschen, die unter zu hohem Blutdruck, einer Hernie oder Magen- oder Darmgeschwüren leiden, sollten Uddiyana Bandha nicht praktizieren.
Auch Schwangere und Frauen am ersten Tag ihrer Regel sollten kein Uddiyana Bandha üben. Solltest du Fragen haben, ob seine Anwendung für dich gut ist, wende dich bitte an deinen Arzt oder Heilpraktiker.

Eine Übung, um den Zwerchfellbereich für die Praxis von Uddiyana Bandha vorzubereiten

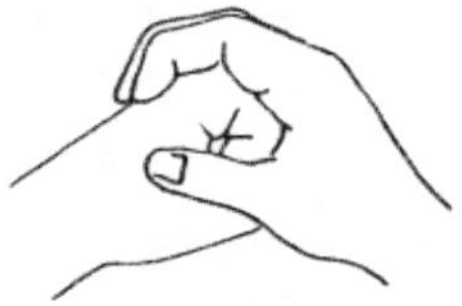

Die Bauchmuskeln und das Zwerchfell weisen bei einigen Menschen einen hohen Tonus (Muskelspannung) auf, sie sind deshalb sehr fest. Hier kann es schwierig sein, Uddiyana Bandha auf die richtige Weise auszuüben. Oft ist der obere Bauchraum von machtvollen Gefühlen besetzt, so dass es sich empfiehlt, in dem Übungsprozess behutsam vorzugehen und geduldig zu sein. Die folgende Übung setzt den Atem ein, um den Prozess der Öffnung des Zwerchfells und des Bauchraums zu beginnen:

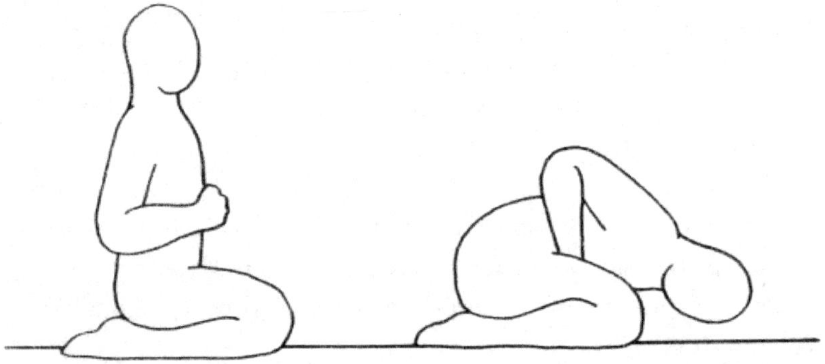

Ausgangsposition ist der Fersensitz. Mache eine Faust mit deiner linken Hand und umschließe diese Faust mit deiner rechten Hand. Drücke mit diesem Mudra gegen das weiche Gebiet deines Oberbauches, welches sich genau unter deinem Brustbein befindet. Beuge dich dann nach vorne und bringe deine Stirn zum Boden. Atme ein und drücke, während du wieder ausatmest, deinen Oberbauch mit Hilfe deines Körpergewichtes sanft gegen deine Hände. Entspanne bewusst deine Bauchmuskeln. Atme lang und tief. Beginne mit einer Minute Übungszeit.

Wenn deine Muskeln zu entspannen beginnen, verlängere die Übung schrittweise um eine weitere Minute, bis du drei Minuten Übungszeit als angenehm empfindest.

Wurzeln

In jeder von uns eingenommenen Haltung berührt wenigstens ein Teil des Körpers den Boden. Dieser stellt die Wurzel einer Haltung dar, in welcher sich das Gewicht des Körpers in der Beziehung zur Schwerkraft ausgleicht. Wenn wir Mulbandh einsetzen, um das Becken und die Wirbelsäule in Beziehung zu unserer Wurzel korrekt auszurichten, können wir eine Wurzellinie kreieren. Die Wurzellinie ist eine muskuläre und energetische Verbindung zwischen unserem Nabelpunkt und dem Einfluss der Schwerkraft. Diese Verbindung kann uns stabilisieren und ein sicheres Fundament schaffen, auf dem wir aufbauen können.

Wir setzen die Bandhas ein, um eine Yogahaltung von innen heraus aufzubauen. Die Bandhas stellen Schutzmaßnahmen dar, sie legen das Fundament, schützen und halten es dann. Mulbandh ist unsere primäre Verbindung zur Erde. Wir ziehen den Nabelpunkt ein, beziehen den Beckenboden mit ein und sind so durch die Wurzellinie mit der Erde verbunden. Das Becken erfährt mit Hilfe der Schwerkraft eine Stabilisierung, so dass das Herz die Möglichkeit hat, angehoben zu werden und sich zu öffnen.

Die Sitzbeinhöcker

Die Stellung des Beckens ist der Schlüssel für das Verständnis der Wurzellinie. Man kann die Stellung des Beckens durch die Position zweier Knochen im Becken, die so genannten Sitzbeinhöcker, bestimmen. Diese Sitzbeinhöcker befinden sich unter dem fleischigen Anteil des Gesäßes. In vielen stehenden und sitzenden Yogahaltungen verläuft die Wurzellinie vom Nabelpunkt ausgehend direkt durch die Sitzbeinhöcker in die Erde hinein. Idealerweise sollten sich die Sitzbeinhöcker parallel zur Linie der Wirbelsäule befinden. Wenn du stehst, zeigen die Sitzbeinhöcker gerade nach unten. Wenn du sitzt, findest du mit Hilfe deiner Sitzbeinhöcker das Gleichgewicht.

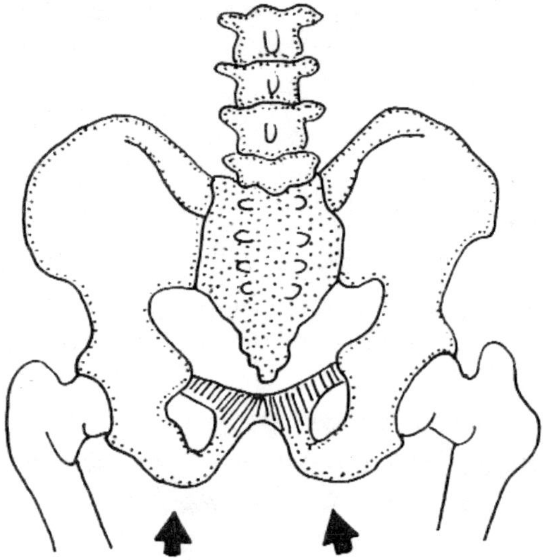

Sitzbeinhöcker

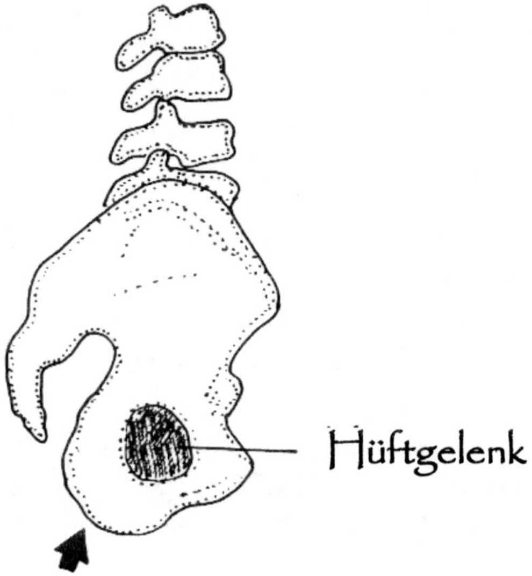

Seitenansicht des Sitzbeinhöckers

Oft beobachte ich, dass Schülerinnen und Schüler sich sehr anstrengen, die äußere Form einer Yogaposition zu halten. Sie verschwenden ihre Kräfte, denn für die Position unverzichtbare Muskel- und Energieverbindungen bestehen noch gar nicht. Es ist besser, mit einer 'Yogastellung-in-Entwicklung' zu beginnen, d.h. zunächst eine eher noch unvollständige Yogastellung einzunehmen, bei der aber alle fundamentalen Verbindungen intakt sind. So kann die Form der jeweiligen Yogastellung von innen heraus wachsen, im gleichen Maße, wie dein Körper die erforderliche Stärke, Beweglichkeit und Koordinationsvermögen entwickelt.

Wir wachsen in die korrekten Yogahaltungen hinein, aus dem richtigen Energiefluss heraus und in Harmonie der Yogaposition mit der Schwerkraft. Es reicht also nicht aus, die äußere Form einer Position nur nachzuahmen. Es ist essentiell, starke innere Verbindungen zu schaffen und eine Position auf diese Weise aufzubauen. Mulbandh bildet die Wurzellinie jeder Yogastellung, obwohl die spezifische Wurzellinie von Position zu Position variieren kann. Die Wurzellinie funktioniert nur unter Einbeziehung des Nabelpunktes.

Du musst nicht sofort die vollständige Geometrie einer Yogahaltung gemeistert haben. Entscheidend ist, dass du auf korrekte Weise ‚Wurzeln schlägst'. Die Blüte existiert bereits in der Knospe. Die Knospe hat sich noch nicht vollständig geöffnet und trägt doch schon die Essenz der Blüte in sich. Baue die innere Essenz auf und du wirst in die korrekte Yogahaltung hineinwachsen.

Einfache Haltung (Easy Pose)

Die ‚Einfache Haltung' (englisch: ‚Easy Pose', aus dem Sanskrit *Sukhasana*: Sukh = Frieden, Ruhe; Asana = Haltung, Position) ist eine Form des Schneidersitzes, bei dem sich die Füße jeweils unter dem gegenseitigen Oberschenkel/Knie befinden. Das Becken ist möglichst aufgerichtet.

Aufrechtes Stehen

Viele von uns richten ihren Körper normalerweise vom Kopf her auf. Dies lässt sich vermeiden, indem wir die gerade Ausrichtung des Körpers ganz bewusst vom Nabelpunkt her aufbauen. Dies geschieht durch Positionierung des Beckens und Errichtung der Wurzellinie. Führt der Kopf die Bewegung an, so wird die Verbindung zur Wurzellinie unterbrochen, und wir versuchen dann, die mangelhafte Verbindung zwischen Kopf und Becken durch andere Muskeln auszugleichen. Dies wiederum hat zur Folge, dass nicht mehr die eigentlich für die jeweilige Position sinnvolle Muskulatur angespannt wird, um die Position zu halten. Dadurch wird die richtige Verbindung der Wirbelsäule zur Schwerkraft gestört, der Körper verspannt sich und der Energiefluss ist unterbrochen.

Auf die Position des Kopfes gestützte vertikale Anordnung

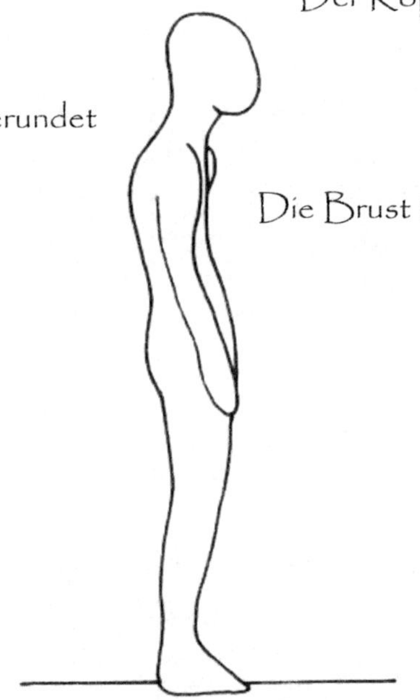

Das Herz wird komprimiert

Wenn der Kopf nach vorne sackt, muss auch der Brustkorb einsinken. So erfährt das Herz eine Kompression, die durch das Gewicht des Kopfes verursacht wird. Das Becken muss sich dann nach vorn bewegen, um die Position des Kopfes auszubalancieren, wodurch sich der Rücken leicht rundet. Bei einer sodann ausgeführten Beugung nach hinten verformt sich die Wirbelsäule entsprechend und der Bereich um das Herz herum wird zusammengedrückt

Nur der Kopf und das Becken sind dann noch in korrekter Ausrichtung, während das Gewicht des Rumpfes nicht mehr in einer senkrechten Linie über dem Becken ruht. Diese ungünstige vertikale Anordnung, bei welcher diese Linie nicht in korrekter Weise durch die Füße verläuft, stört die richtige Verbindung des Körpers zur Schwerkraft.

Ein angehobenes Kinn lässt den Kopf hinten sinken, der Nacken wird zusammengedrückt. Das nach hinten verlagerte Gewicht des Kopfes wird durch das Einziehen des Beckens ausgeglichen, wirkt so aber komprimierend auf den unteren Rücken. Diese vertikale Anordnung führt zu ungünstigen Bewegungen des unteren Rückens und des Nackens und kann zu Verletzungen führen. Auch hier ist das Gewicht des Körpers falsch ausgerichtet und stört die richtige Verbindung des Körpers zur Schwerkraft.

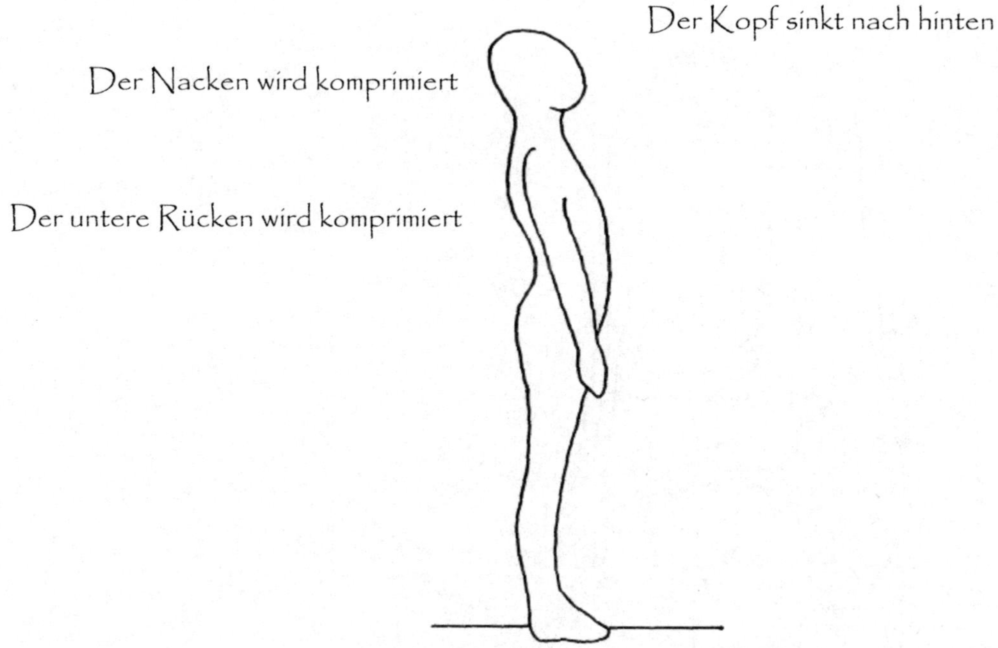

Kompression des Nackens und des unteren Rückens

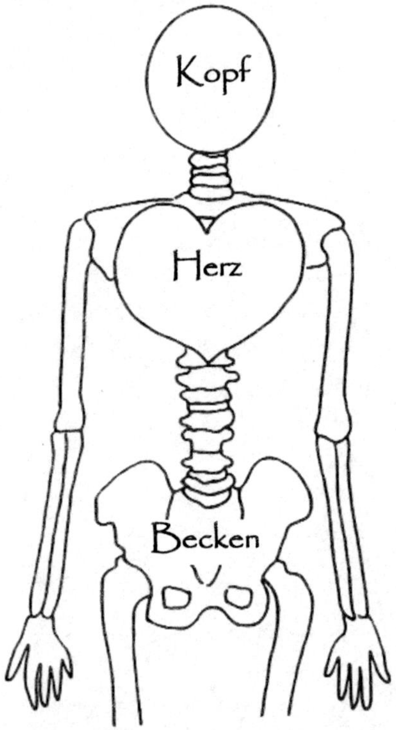

Das Becken bildet das Fundament, auf dem das Herz so ruht, dass es ihm ermöglicht, den Kopf zu unterstützen. Sei also nabel-zentriert, offenherzig und habe einen leeren Kopf. Idealerweise regiert das Herz und der Nabel organisiert die Ausrichtung des Körpers. Der Kopf ist geleert von unnötigem Geplapper und konzentriert auf den Atem und ein Mantra.

Um natürlich zu stehen, ist es erforderlich, dass das Becken, das Herz und der Kopf so ausgerichtet sind, dass das Gewicht des Oberkörpers über dem Becken und durch die Füße in den Boden hinein ausbalanciert ist.

Yoga-Asanas erfordern eine ausgesprochen stabile und von Grund auf korrekt ausgerichtete Position. Von der natürlichen Standhaltung ausgehend, ziehe deinen Nabelpunkt fest nach innen, so dass dein Becken rotieren kann. Lasse deine Schulterblätter sinken, so dass sich dein Brustkorb heben kann, und ziehe dein Kinn ein. Diese so eingenommene vertikale Anordnung ist korrekt, denn sie basiert auf der Position deines Beckens. Du bist durch deine Sitzbeinhöcker und Beine hindurch bis in deine Füße hinein verwurzelt. Du stehst ausgeglichen und stabil. Deine innere Struktur ist mit der Erde verbunden.
Viele stehende Yogahaltungen beginnen mit dieser Position.

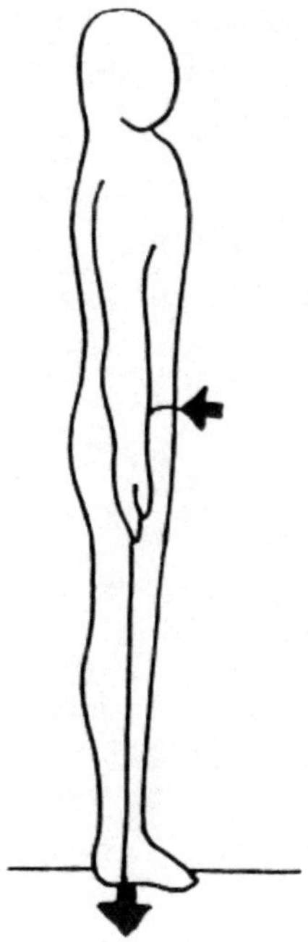

Die vertikale Organisation des Körpers wird in der ‚Berghaltung' am deutlichsten. Für diese Standhaltung ist der Einsatz der Bandhas unverzichtbar, denn die Anwendung von Nacken- und Wurzelschleuse ist hier erforderlich, um die Balance zu halten. Ziehe zunächst Mulbandh, um deine Wirbelsäule in Ausrichtung auf deine Beine zu ankern. Baue eine Wurzellinie auf, die vom Nabelpunkt aus durch die Füße hindurch bis in die Erde führt. Rolle deine Oberschenkel nach innen, um deine Füße zusammenzubringen, so dass sich die Fußinnenkanten berühren. Hebe deinen Brustkorb und lasse deine Schultern, von den Ohren weg, nach unten hin sinken, damit sich dein Nacken verlängern kann. Die Arme befinden sich an den Körperseiten und die Handflächen weisen nach vorne. Auf diese Weise ist deine Wurzellinie gefestigt und du hast eine senkrechte Verbindung deines Körpers zur Schwerkraft.

Sitzen

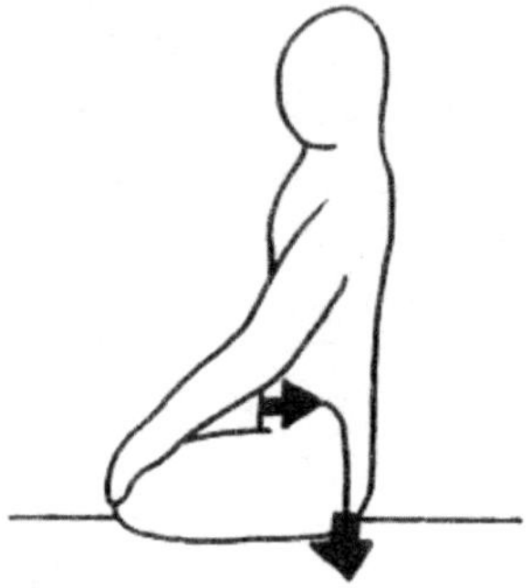

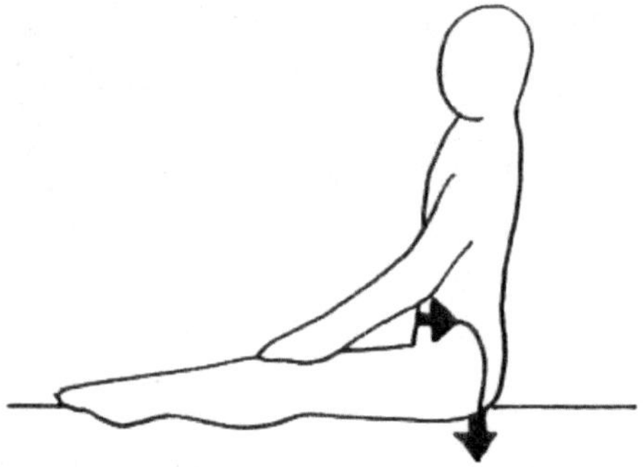

Viele im Sitzen ausgeführte Kriyas werden in der sog. ‚Einfachen Haltung', dem yogischen Schneidersitz (siehe oben), ausgeübt oder mit gerade ausgestreckten Beinen praktiziert.

Das Knifflige an jeder Sitzhaltung ist, dein Becken in solch einer Position zu halten, dass dein unterer Rücken nicht in sich zusammensackt. Wenn du Mulbandh anwendest, kannst du eine Wurzellinie zwischen deinem Nabelpunkt und den Spitzen deiner Sitzbeinhöcker aufbauen. Auf diese Weise streckst du deinen unteren Rücken und balancierst dein Gewicht direkt auf deinen Sitzbeinhöckern aus. Für Sitzhaltungen im Allgemeinen ist es hilfreich, das 'Sitzfleisch' unter den Sitzbeinhöckern nach außen fortzustreichen.

Die hintere Oberschenkelmuskulatur verbindet die Sitzbeinhöcker mit den Kniekehlen. Wenn diese Muskeln ein Zuviel an Spannung aufweisen, kann man nicht auf den Spitzen der Sitzbeinhöcker sitzen, sondern sitzt folglich auf dem hinteren Teil der Sitzbeinhöcker und somit auch auf dem Kreuzbein. Dies wiederum führt zu einer Rundung des Rückens und übt so Druck auf die Bandscheiben aus.

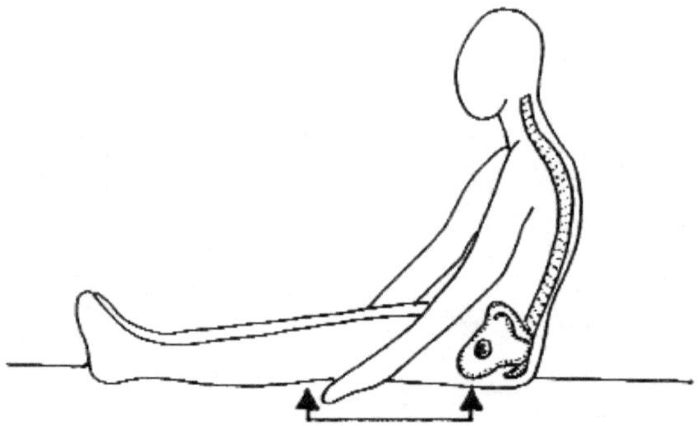

Eine verspannte hintere Oberschenkelmuskulatur zieht die Sitzbeinhöcker nach vorne in Richtung Füße.

Begib dich in die Einfache Haltung, um herauszufinden, wie du sitzt. Lege eine Hand auf deinen unteren Rücken, um zu fühlen, ob die Wirbel des unteren Rückens hervortreten oder etwas eingezogen sind. Sollte sich der Rücken nach außen runden, dann sitzt du zusammengesunken auf dem hinteren Teil deiner Sitzbeinhöcker.

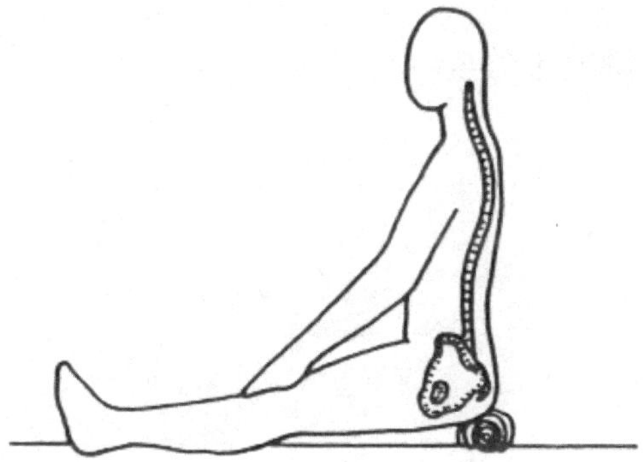

Sobald die Sitzbeinhöcker unterstützt werden, verbessert sich die Haltung.

Wenn du deine Sitzbeinhöcker nicht korrekt zum Boden hin ausrichten kannst, ist es hilfreich, den Boden deinen Sitzbeinhöckern anzupassen:
Lege ein Polster unter dein Gesäß. Dies kann eine gefaltete Decke oder eine eingerollte Yogamatte sein. Reguliere die Höhe des Polsters, bis du fühlen kannst, dass dein Rücken gerade ist und du wahrnehmen kannst, wie du dich auf deinen Sitzbeinhöckern ausbalancierst. Ziehe deinen Nabel ein und erde dich mit Hilfe der Sitzbeinhöcker. Deine Haltung wird sich augenblicklich verbessern. Dein Nabelpunkt bleibt eingezogen. So hältst du dein Becken in der richtigen Stellung.

Freundschaft schließen mit der Schwerkraft: Der Lohn der Wurzellinie

Diejenigen, die sich darum bemühen, den Nabelpunkt zu stärken, so dass sie eine stabile Wurzellinie aufbauen und halten können, werden eine sehr lohnende Erfahrung machen: In dem nach unten gerichteten Zug der Schwerkraft ist eine gleich starke Aufwärtsbewegung enthalten. Diese wird die aufsteigende Kraft genannt.

Du kannst dich vielleicht an das Newton'sche Wechselwirkungsgesetz erinnern: Die Wirkung ist stets gleich der Gegenwirkung (actio = reactio).
Der nach unten gerichtete Zug der Schwerkraft wird ausgeglichen durch den gleichen und entgegengesetzt wirkenden Auftrieb der aufsteigenden Kraft.

Dies kann man sich in seiner Yogapraxis zunutze machen. Wenn wir mit Hilfe der Wurzellinie geerdet sind, haben wir die Stabilität, die es uns erlaubt, die aufsteigende Kraft in die Körperregionen zu leiten, die wir anheben oder strecken wollen. Wenn diese Kraft geschickt genutzt wird, verleiht sie dem Körper beinahe magische Leichtigkeit. Anstatt gegen die Schwerkraft anzukämpfen, verbinden wir uns mit ihrer Macht und nutzen sie so, unsere Positionen zu halten. Auf diese Weise schließen wir Freundschaft mit der Schwerkraft.

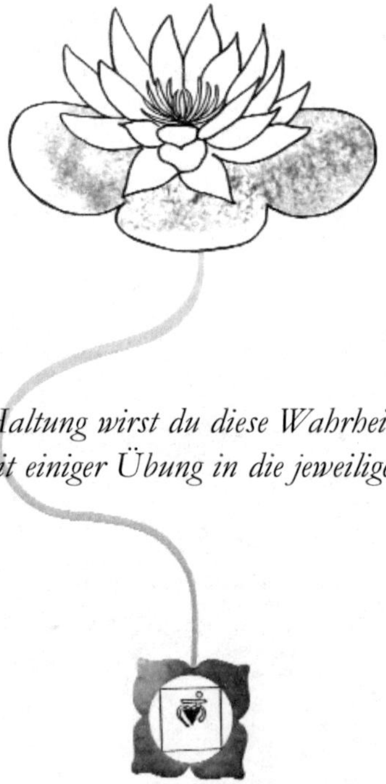

Baue zuerst eine Wurzellinie auf. In jeder Haltung wirst du diese Wahrheit finden. Wenn deine Wurzellinie aufgebaut ist, wirst du mit der Zeit und mit einiger Übung in die jeweilige Yogahaltung hinein ‚erblühen'.

Atem

Der Atem ist für das Leben unverzichtbar. Der Körper ist ein lebendiges Behältnis für den Atem, der in dieses hinein und wieder hinaus fließt.
Unsere Muskulatur öffnet den Raum in unserem Inneren, um frische Luft dort hineinzuziehen und sie verringert ihn wieder, um sich der verbrauchten Luft zu entledigen. Dieses Weitwerden und Zusammenziehen massiert darüber hinaus die inneren Organe, fördert die Verdauung und unterstützt den Kreislauf des Blutes und der Lymphe.

Während der Einatmung schafft das Zwerchfell (es spannt sich innen am unteren Ende des Brustkorbes als horizontale Muskel-Sehnen-Platte auf) den Raum dafür, dass der Atem in den Körper hineinfließen kann. Es bewegt sich nach unten und übt Druck auf die Bauchorgane aus. Während sich die Lungen mit Luft füllen, dehnt sich der Brustkorb rundherum aus und sorgt für Raum nach vorne, nach hinten und zu seinen Seiten hin. Am Ende des Einatmens steigt der Atem bis in die Lungenspitzen, weitet die Region unter den Schlüsselbeinen und hebt den Brustkorb.

Während der Ausatmung befördern die Rippen, das Zwerchfell und der Nabelpunkt gemeinsam die verbrauchte Luft aus dem Körper. Der Druck auf die Bauchorgane löst sich zunächst, die Aufwärtsbewegung des Zwerchfells und das Einziehen der Rippen üben Druck auf die Lungen aus.
Der zum Ende der Ausatmung eingezogene Nabelpunkt drückt die Bauchorgane etwas nach oben und übt somit auch Druck auf die Lungen aus.

Die Einatmung

Viele Menschen können augrund schlechter Haltung und unangemessener Atemgewohnheiten ihre Rippen nicht vollständig öffnen und so ihre Lungenflügel nicht vollständig entfalten.

Normalerweise wird im Yoga die so genannte 'Bauchatmung' unterrichtet. Sie stellt die erste Etappe auf dem Wege dar, eine gute Atemfähigkeit zu entwickeln. Der Bauchatmung liegt die Vorstellung zugrunde, die Lungen vom unteren Lungenrand her mit Atemluft zu füllen. Die Einatmung ist nach unten gerichtet. Während das Zwerchfell auf die Bauchorgane drückt, wird die Vorderseite des Bauches nach außen geschoben. Das sieht aus, als würde der Atem den Bauch hinausschieben.

Der Nachteil der Bauchatmung ist, dass sie uns dazu verleitet, die Grundspannung im Bereich des Nabelpunktes verringern. Der untere Rücken verliert so seinen Halt und wölbt sich nach vorne, wenn die Vorderseite des Bauches sich, zusammen mit der Einatmung, weitet. Dies führt dazu, dass die Wirbelsäule nicht mehr optimal ausgerichtet ist. Der untere Rücken ist nun während der Übung anfälliger für Druck und Überdehnung.

Um den unteren Rücken stabil zu halten, müssen wir die Fähigkeit entwickeln, vollständig zu atmen und gleichzeitig Mulbandh zu halten. Wenn der Unterbauch (die Bauchregion unter dem Bauchnabel) sich während der Einatmung nicht oder nur kaum weitet, verringert sich die Abwärtsbewegung des Zwerchfells.
Diese untere Begrenzung verursacht, während sich die Lungen füllen, dass der durch die eingeatmete Luft verursachte Druck sich neu ausrichten muss.
Die Luft drückt vermehrt gegen die Rückseite und die Seiten der Rippen, streckt so die Muskeln zwischen den Rippen. Der Rippenbogen bis hin zu den unteren freien Rippen erfährt eine maximale Weitung und die Brust hebt sich. Das schafft mehr Raum im Bereich des Rückens und des Brustkorbes, die Rippen öffnen sich weit während der Einatmung.
Der Nabelpunkt bleibt auf diese Weise korrekt ausgerichtet, um die Position des Beckens stabil zu halten und die Yogahaltung zu kontrollieren (für Sitzhaltungen bedeutet das, den Nabelpunkt so weit einzuziehen und die Spannung zu halten, dass die Sitzbeinhöcker in den Boden gedrückt bleiben).

Das Atmen ist eine dreidimensionale Aktivität. Oft vernachlässigen wir die Rückseite unseres Körpers, da sie sich unserer Wahrnehmung entzieht, es sei denn, dass sie sich durch Schmerzen bemerkbar macht. Um unsere Lungenkapazität maximal zu nutzen, müssen wir sichergehen, dass unsere Einatmung den Rücken genauso füllt wie die Vorderseite des Körpers.

Flügel - Die Aktion des Brustkorbes

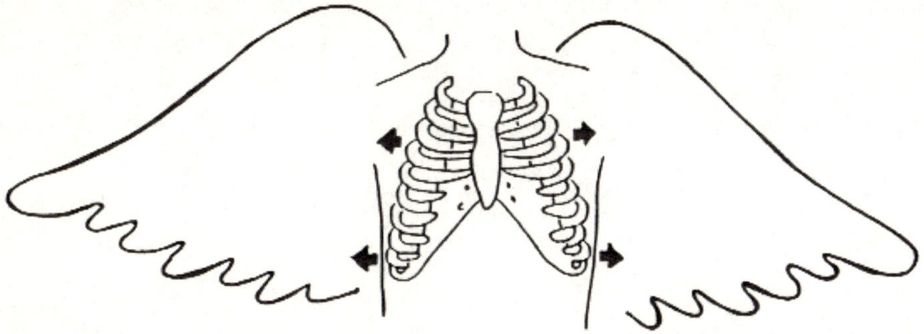

Einatmung: Der Brustkorb weitet sich

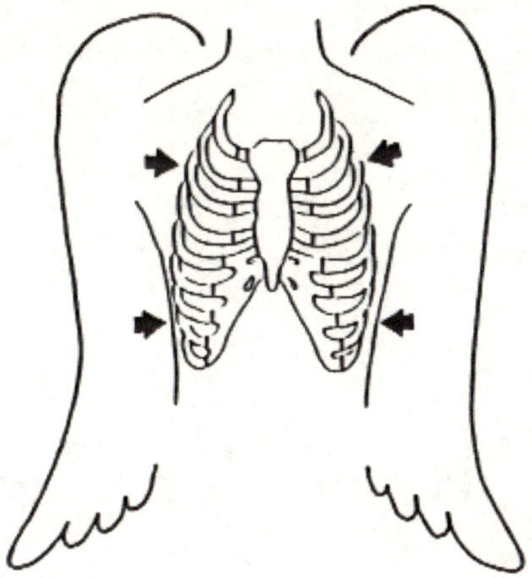

Ausatmung: Der Brustkorb zieht sich zusammen

Wie man ein Gefühl für den durch Bandhas geführten Atem bekommt

So kannst du ein Gefühl für diese Art zu atmen bekommen: Lege deine Finger auf den Nabelpunkt und wende ein leichtes Mulbandh an. Übe ein wenig Druck mit deinen Händen aus, gerade genug, um wahrzunehmen zu können, dass der Nabelpunkt sich nicht bewegt. Nun berühre mit deinen Daumen das untere Ende deines Brustkorbs. Atme ein und schiebe die Rippen mit Hilfe des Atems nach außen. Halte den Bereich unterhalb des Bauchnabels währenddessen ganz ruhig. Lasse deinen Atem das untere Ende deines Brustkorbs weiten. Du wirst den von innen kommenden Druck deines Atems gegen deine Rippen wahrnehmen können. Fülle deine Lungen bis in ihre Spitzen mit Atemluft, ohne aber dabei deine Schultern zu heben. Dann atme aus. Während der Ausatmung kannst du wahrnehmen, wie der untere Teil des Brustkorbes sich wieder verengt. Stelle dir vor, deine Rippen wären Flügel, die sich im Rhythmus des Atmens bewegen. Mit dem Einatmen weiten sie sich und mit dem Ausatmen drücken sie nach innen und ziehen dabei die Wirbelsäule sanft nach oben.

Wenn wir natürlich atmen und gerade kein Yoga praktizieren, bewegt sich der Bauch ganz ruhig mit der Atmung. Der Bauch bewegt sich frei, und so weiten sich die Rippen weder allzu sehr während der Einatmung, noch verengt sich der Brustkorb sehr während der Ausatmung. Auch das Zwerchfell bewegt sich relativ frei in dem ihm gegebenen Bewegungsspielraum im Brustkorb.

Wenn wir den Nabel mit Hilfe von Mulbandh während der Atmung ruhig halten, können sich die Rippen durch die einfließende Luft weit ausdehnen. Wir benutzen den Nabelpunkt, um den Brustkorb zu weiten.

Übung zum Öffnen des Zwerchfells und zur Verbesserung der Einatmung

Uddiyana Bandha ist eine wunderbare Übung, die befreiend auf deine gesamte Atemmuskulatur wirkt. Uddiyana Bandha hilft dir tiefer zu atmen. Viele von uns atmen seit Jahren unvollständig, so dass das Zwerchfell sich nicht frei bewegen und die Rippen sich nicht weiten können.

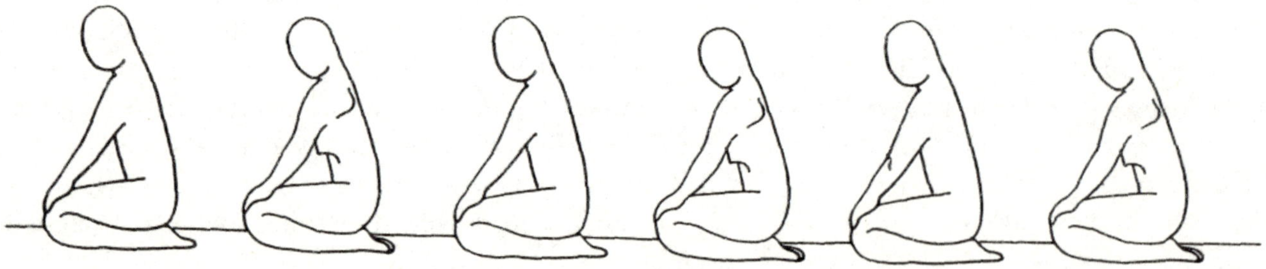

Uddiyana Bandha Kriya

Uddiyana Bandha Kriya ist eine intensive Übung und eine dynamische Variation von Uddiyana Bandha (Zwerchfellschleuse). Setze dich auf deine Fersen. Deine Hände befinden sich auf den Knien. Atme tief ein. Atme vollständig aus, wende zunächst die Nackenschleuse, dann auch Uddiyana Bandha an. Konzentriere dich auf das dritte Auge. Während du den Atem weiterhin aushältst, löse die Zwerchfellschleuse und übe sie dann wieder aus. Einige wenige Wiederholungen genügen. Jedes Mal, wenn du Uddiyana Bandha löst, entspannt sich der Bauch nach unten und nach außen. Dann hebt sich das Zwerchfell wieder in Uddiyana Bandha hinein. Wenn du einatmen musst, entspanne zunächst dein Zwerchfell, dann atme sanft und tief ein. Atme wieder vollständig aus und wiederhole die Übung. Beginne mit einer Übungsdauer von 5 Sekunden und steigere die Zeit auf 1,5 bis 2 Minuten.
Wichtig: Übe nur mit einem leeren Magen.

Die Ausatmung

Wenn du nicht gibst, kannst du nicht empfangen. Dies ist ein universelles Gesetz. Es ist wichtig, das vollständige Auszuatmen zu erlernen, um jeden neuen Atemzug wirklich empfangen zu können. Die Einatmung schenkt dir neue Energie, die dich aber nur dann über deine selbst gesteckten Grenzen trägt, wenn du deine Art der Ausatmung änderst.
Die richtige Ausatmung filtert Unreinheiten aus deinem Leben und schafft Raum, so dass du dich mit neuer Energie füllen kannst.

In den unteren Teilen unserer Lungen ist das Geflecht der Kapillargefäße (der feinsten Blutgefäße) weitaus dichter als in ihren oberen Teilen. Dort können wir deshalb das meiste Prana und den meisten Sauerstoff aufnehmen. Die unteren Abschnitte der Lungen enthalten jedoch nach unvollständiger Ausatmung noch "alte", verbrauchte Luft. Diese wird dann durch den folgenden, neuen Atemzug wieder in diesen so besonders wichtigen unteren Anteil des Lungengewebes zurückgedrückt. Es ist also erforderlich, vollständig auszuatmen, um die Lungen so weit wie möglich zu entleeren, so dass der nächste Atemzug dich dort wieder mit ‚frischem' Sauerstoff und Prana versorgen kann, wo dir beides den größten Nutzen schenkt.

Wenn wir meinen, dass die richtige Ausatmung einfach nur 'Luft ablassen' im Bauchbereich bedeutet, neigen wir dazu, gleichzeitig den Nabelpunkt loszulassen und den Brustbereich zusammenfallen zu lassen. Dies führt dazu, dass auch der untere Rücken an Stabilität verliert. Das Kollabieren des Herzzentrums kann vermieden werden, indem wir während der Ausatmung durch bewussten Einsatz des Nabelpunktes die Ausrichtung halten. Die Ausatmung wird durch diesen quasi nach oben geschoben - es ist so, als würde der Nabelpunkt die Ausatmung hoch zum Herzen schicken.

Wenn du Yoga praktizierst, arbeitest du daran, der Weisheit, die jeder Yogaposition inne wohnt, körperlichen Ausdruck zu verleihen. Deine Flügel öffnen sich in der Einatmung, um dir neue Energie zuzuführen. Sie schließen sich während der Ausatmung wieder, um die Erfahrung jener Weisheit zu konkretisieren und zu verfeinern; sie schließen sich, damit du dich noch tiefer in die jeweilige Haltung hineinbegeben kannst.

In der Technologie von ‚Divine Alignment' geht es während der Einatmung darum, dein Herz zu öffnen. Dies geschieht dadurch, dass der Raum innerhalb des Brustkorbes erweitert und seine Flexibilität verstärkt wird. So gelangt mehr Energie in den Körper. Während der Ausatmung geht es darum, vom Nabelpunkt zum Herzen hin zu projizieren. Die Ausatmung verdeutlicht zudem, wer du in Bezug auf die Welt bist. Vergegenwärtige dir, dass unser mächtigster Besitz unsere Worte sind - sie werden immer während unserer Ausatmung gesprochen.

Einmal legte Yogi Bhajan seine Hand auf seinen Nabelpunkt und sagte: "Sprich von hier. Jemand, der nicht von hier aus spricht, ist tot. Jede Kommunikation, die nicht vom Nabelpunkt kommt, bringt Leid, Krankheit, Traurigkeit, Verrücktheit, Wahnsinn und Unglück. Dies ist wahr wie kaum etwas sonst. Sprich niemals von hier (Yogi Bhajan zeigte auf seinen Mund). Sprich niemals von hier (Yogi Bhajan zeigte auf seinen Hals). Sprich niemals von hier (Yogi Bhajan zeigte auf sein Herz). Sprich von hier (Yogi Bhajan zeigte auf seinen Nabelpunkt). Sprich von deinem ursprünglichen Selbst aus. Kannst du sehen, wie sich dieses Ding rein und raus bewegt, während ich spreche? Übe dies." [6]

Kriya zur Stärkung deines Zwerchfells, um deine Ausatmung zu verbessern

Yogi Bhajan unterrichtete *So Darshan Chakra Kriya* als die Höchste aller Kundalini Yoga-Kriyas. Er sagte, dass diese Kriya die Chakras vollkommen zu reinigen vermag. Da du während der Ausübung dieser Kriya deine Lungen füllst und du den Nabelpunkt gegen die gefüllten Lungen pumpst, ist die Praxis dieser Kriya auch eine Art Widerstandsübung für das Zwerchfell. Sie baut seinen Muskeltonus auf und verbessert deine Fähigkeit zu vollständigen Ausatmungen.

So Darshan Chakra Kriya [7] wie sie von Yogi Bhajan unterrichtet wurde

Sitze mit gerader Wirbelsäule und fokussiere mit den Augen deine Nasenspitze. Hebe deinen Brustkorb an und wende Jalandhara Bandha an. Schließe nun dein rechtes Nasenloch mit dem rechten Daumen. Atme langsam und tief durch dein linkes Nasenloch ein. Behalte den Atem ein. Chante in deinem Geiste sechzehn Mal das Mantra 'Wha-he Guru' und pumpe deinen Nabelpunkt mit jeder der drei Teile des Mantras: Je einmal mit jedem 'Wha', jedem 'He' und jedem 'Guru' - du pumpst deinen Nabelpunkt also dreimal mit jeder Wiederholung von ‚Wha - He - Guru', mithin achtundvierzig Mal pro Atemzug im Verlauf der sechzehn Wiederholungen des Mantras. Anschließend löse den rechten Daumen vom rechten Nasenloch und verschließe dein linkes Nasenloch mit dem rechten kleinen Finger (‚Merkur-Finger'). Nun atme lang und vollständig durch das rechte Nasenloch aus, verschließe dann wieder das rechte Nasenloch, atme wieder durch dein linkes Nasenloch ein und fahre so fort.

Beginne mit einer Übungsdauer von 3 Minuten und verlängere die Übungszeit allmählich auf 11 Minuten, im Weiteren dann auf 31 Minuten.
Mit der Zeit kannst du So Darshan Chakra Kriya für 62 Minuten praktizieren, übe diese Kriya jedoch in keinem Fall länger als zweieinhalb Stunden.
© Yogi Bhajan

(Manche Menschen haben während dieser Übung die Tendenz, ihre Schultern mit der Einatmung zu den Ohren hochzuziehen und sie dort oben während des Pumpens und Atem-Anhaltens zu halten. Bemühe dich im Gegenteil bewusst, deine Schultern entspannen zu lassen)

Die aktive und die passive Natur des Atems

In manchen Abschnitten der Atmung müssen wir arbeiten, um sie vollständig auszuführen, in anderen wiederum dürfen wir den Atem einfach nur geschehen lassen: Das Einatmen und das Ausatmen beinhalten beide aktive und passive Anteile. Selbst eine langsame, aber aktive Ausatmung befördert so viel Luft aus den Lungen, dass, sobald die Spannung am Ende der Ausatmung nachlässt, der erste Teil der Einatmung passiv und somit ohne Anstrengung vor sich geht.
Die Atemluft dieser ersten passiven Einatmung, welche also nur möglich ist, wenn die Lunge zuvor vollkommen entleert worden ist, gelangt direkt in das dichte Kapillargeflecht am Lungengrund.

Wenn dieser erste, passive Teil der Einatmung abgeschlossen ist, musst du die Luft im Weiteren aktiv in deine Lungen hineinziehen und die Rippen weiten, um die Lungen weiter mit Atemluft zu füllen. Das ist die aktive Einatmung.

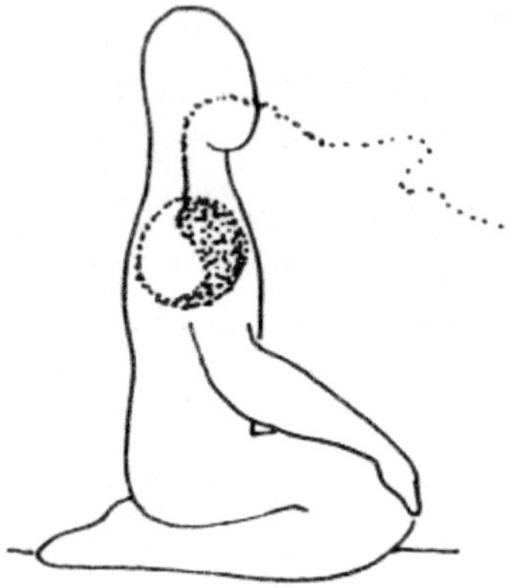

Wenn die Lungen vollständig mit Atemluft gefüllt sind, geschieht der erste Teil der Ausatmung passiv - die Luft strömt wie von selbst wieder heraus, sobald die beim Einatmen aufgewendete muskuläre Anspannung nachlässt.
Diese passive Ausatmung leert den oberen Teil der Lungen und kann nur geschehen, wenn die Lunge vollständig mit Atemluft angefüllt ist. Um nun die Lunge weiter zu entleeren, musst du deinen Nabelpunkt und dein Zwerchfell aktiv einsetzen, um die Luft gänzlich hinauszubefördern. Dies ist die aktive Ausatmung, welche den Lungengrund leert und auf die nächste passive Einatmung vorbereitet.

Viele Menschen atmen aktiv ein, ihre Ausatmung aber geschieht passiv. Ihre Lungen sind so noch teilweise mit "alter" Luft angefüllt. Wenn du nicht vollständig ausatmest, lebst du ständig mit dem ängstlichen Gefühl, nach Luft schnappen zu müssen, anstatt deine Atemluft einfach zu empfangen. Das macht Stress und hindert dich an einem ruhigen und würdevollen Leben.

Mache einmal folgendes Experiment: Atme im Sitzen für dreißig Sekunden lang tief ein und aus. Dann atme aus, entleere alle Luft aus deinen Lungen und halte den Atem an. Die Zeit, die du den Atem anhalten kannst, ohne wieder einzuatmen, ist ein Maß für deine Gesundheit. Dieses Experiment zeigt auf, inwieweit dein Gewebe mit Prana aufgeladen ist.

Du erfreust dich relativ guter Gesundheit, wenn du den Atem dreißig Sekunden anhalten kannst. Du bist sehr gesund, wenn du eine Minute lang nicht einatmen musst, weil dies zeigt, dass dein Gewebe mit Lebenskraft versorgt ist. Wenn wir stetig ganz ausatmen und vollständig wieder einatmen, laden wir uns auch immer wieder mit Prana auf.

Der Feueratem: Aktive Ausatmung, passive Einatmung

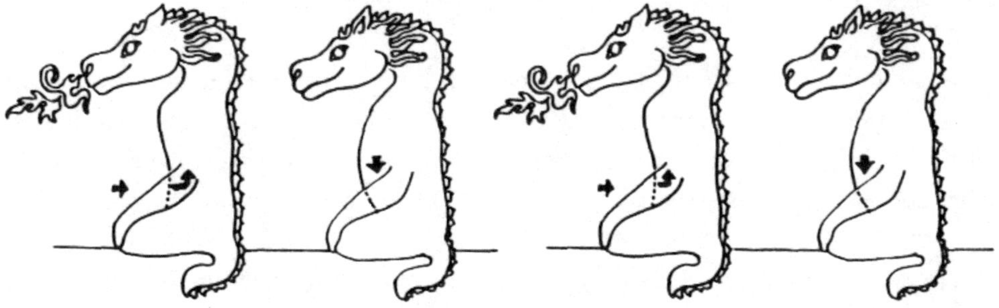

Aktive Ausatmung	Passive Einatmung	Aktive Ausatmung	Passive Einatmung

Der Feueratem ist eine kräftige, yogische Atemtechnik. Die Rippen bewegen sich hierbei kaum und doch ist der Feueratem ein gutes Beispiel für die aktiven und passiven Komponenten des Atems. Er ist eine dynamische Atemweise, während der sich der Nabelpunkt rein und raus und das Zwerchfell sich auf und nieder bewegt. Der Nabelpunkt wird während der aktiven Ausatmung nach innen und ein wenig nach oben gezogen. Wenn sich die Bauchmuskulatur um den Nabelpunkt entspannt, senkt sich das Zwerchfell nach unten und die Einatmung geschieht automatisch.

Ich sehe den Nabelpunkt und das Zwerchfell als eng miteinander verbunden an. Sie spielen sich den Atem gegenseitig zu, hin und her, doch der Nabelpunkt kontrolliert das Spiel. Ohne ihn würde es keine zentrale Organisation geben.

Auch während des Feueratems gibt es einen Zug am Beckenboden und der Nabelpunkt tanzt auf und nieder (wenn dein Nabelpunkt kräftig genug ist, wird seine Stärke die Yogastellung auch dann halten, wenn er sich bewegt).

Wie man ein Gefühl für den Feueratem bekommen kann

Lege deine Finger auf den Nabelpunkt. Ziehe den Nabelpunkt nach innen und oben und atme so kräftig aus. Dann entspanne den Nabelpunkt und erlaube der einfließenden Luft, deine Lungen zu füllen. Erspüre mit Hilfe der Finger, ob sich der Nabelpunkt während der Einatmung nach unten und außen bewegt. Atme durch die Nase und lausche deinem Atem. Die Ein- und Ausatmung sollten in etwa gleich lang sein.

Entspanne deine Schultern und lasse den Bauch arbeiten. Es ist wichtig, den Feueratem nicht zu schnell auszuüben, bis man die grundlegende Technik des Feueratems gemeistert hat. Beginne daher, diese Atemtechnik langsam und rhythmisch zu üben. Erlaube dir, den Feueratem auf einem dir angenehmen Niveau zu praktizieren. Steigere das Tempo dann allmählich (ein anfängliches Übungstempo von einem Atemzug pro Sekunde oder gegebenenfalls auch darunter ist völlig in Ordnung. Arbeite dich Schritt für Schritt auf ein Übungstempo von drei Atemzügen pro Sekunde hoch).

Während des Feueratems sollte, insbesondere wenn in einer sitzenden Haltung ausgeführt, Jalandhara Bandha immer gleichzeitig angewandt werden. Halte das Becken "verwurzelt", also stabilisiert, während du die Nackenschleuse praktizierst. Übe den Feueratem nur so kräftig aus, dass es dir möglich ist, Jalandhara Bandha während der gesamten Übungsdauer anzuwenden.

Das Gesicht des Yogas ist ein Gesicht der Zufriedenheit, das Gesicht eines Heiligen, das Buddha Gesicht. Lächle und teile, lächle nicht und erdulde.

Yogaschüler machen oft den Fehler, dass sie sich zu sehr anstrengen, während sie den Feueratem praktizieren. Diese Anstrengung zeigt sich dann in ihren Gesichtern. Sollten sich deine Gesichtsmuskeln während der Praxis des Feueratems verspannen, ist dies ein Zeichen dafür, dass du den Nabelpunkt nicht korrekt einsetzt. Wenn du den Feueratem ausübst, kann dein Gesichtsausdruck so ruhig und gelassen bleiben, als wenn du lang und tief atmen würdest.

Es kann sehr unterstützend sein, rhythmische, meditative Musik zu hören, um den Feueratem im richtigen Takt zu praktizieren. Sangeet Kaur's Version des Mul Mantras, das man auf ihrer CD "Raga Sadhana, Vol. I" [8] finden kann, eignet sich hierfür perfekt. Du kannst deinen Feueratem zuerst der halben Taktgeschwindigkeit anpassen und dann schneller werden, sobald du größere Fertigkeiten in Bezug auf den Feueratem entwickelt hast.

Der lange, tiefe Atem: Die drei Anteile

Nach den Yogalehren besitzt der Atem drei Regionen. Das erste Gebiet umfasst den unteren Rücken, den Unterbauch und das Becken. Es wird als das Reich Brahmas bezeichnet. Brahma ist der Schöpfer und sein Reich ist das der Vitalität. Das zweite Gebiet umschließt den Brustkorb, die Brustwirbelsäule, das Zwerchfell und das Herz. Es ist die Wohnstätte Vishnus. Vishnu ist als der Erhalter bekannt. Das dritte Gebiet erstreckt sich vom oberen Rücken über die Schlüsselbeine durch den Nacken bis in den Kopf hinein. Es ist die Domäne Shivas. Shiva ist der Befreier.

Ein vollkommener, tiefer, yogischer Atemzug bewohnt sozusagen alle diese drei Stätten. In bestimmten Yogastellungen kann jeder dieser Bereiche randvoll gefüllt werden. Öfter aber ist es so, dass der Atem diese Stätten eher kurz bereist. Bedingt durch die Form oder das Bewegungstempo der einzelnen Yogaübung ist es manchmal nicht möglich, jede dieser Regionen randvoll zu füllen. Wenn wir uns nur darauf konzentrieren, so vollständig wie möglich zu atmen, sieht der klassische Atemzug folgendermaßen aus:

Nach einer vollständigen Ausatmung ist der erste Teil der Einatmung passiv und belüftet direkt den Lungengrund. Nun ziehen wir Mulbandh. Dies hilft, den Unterbauch ruhig zu halten, während wir weiter einatmen. Der Atem wird auf diese Weise direkt zum Kreuzbein hin und die Rückseite des Körpers hinauf geführt. Der untere Brustkorb weitet sich und wir können ein Gefühl von Weite auch am hinteren Anteil der unteren Rippen wahrnehmen. Während die Atemluft die Lungen füllt, dehnen sich die Rippen aus wie Flügel. Wir können wahrnehmen, wie der Atem sich entlang der Wirbelsäule nach oben bewegt.

Wenn diese zweite Wohnstätte bis zur Grenze ihres Fassungsvermögens gefüllt ist, beginnt der Atem die Schulterblätter auseinanderzudehnen und die Brust und die Schlüsselbeine anzuheben. Es fühlt sich so an, als würden wir allein durch den Atem in Jalandhara Bandha hineingeführt werden. Wenn dann auch die Lungenspitzen mit Atemluft gefüllt sind und das Kinn nach innen gezogen ist, dann bewegt sich der innere Atemdruck bis in den Kopf hinein. Er weitet die Schädelknochen, um es dem feinstofflichen Atem zu ermöglichen, bis zum Scheitelpunkt zu reisen.

Nach dieser vollständigen Einatmung können wir nun den Atem wieder loslassen und den Nabelpunkt und das Zwerchfell einsetzen, um unsere Lungen aktiv komplett zu leeren.

Dies ist die tiefstmögliche Form der Atmung. Indem wir Mulbandh einsetzen, um den Atem den Weg entlang unserer Wirbelsäule zu führen, vergrößern wir zunehmend unser Lungenvolumen und der Atem tritt in Verbindung mit der Wirbelsäule und ihren feinstofflichen Energiekanälen.

Wie man ein Gefühl für den Einsatz von Mulbandh beim Atmen bekommen kann

Stehe aufrecht, die Füße im Bereich der Großzehengelenke ein bis zwei Handbreiten voneinander entfernt und das Gewicht gleichmäßig auf beide Füße verteilt. Die Kniescheiben hochgezogen, ziehe den Nabelpunkt nach innen und oben und wende die Nackenschleuse an, so dass die Wirbelsäule vom Becken bis zum Kopf hin eine gerade Linie bildet. Lehne dich mit geradem Rücken vor und stütze den Oberkörper, indem du die Hände auf den Oberschenkeln direkt oberhalb der Knie platzierst. Drücke mit den Händen gegen die Oberschenkel, um so den Brustkorb anzuheben, ohne die Schultern hochzuziehen. Setze den Nabelpunkt ein, um dein Körpergewicht zu den Füßen hin zu drücken.

Halte während des Einatmens die Spannung am Nabelpunkt. Lasse die einfließende Luft deinen Brustkorb weiten, so dass er sich in alle Richtungen ausdehnen kann. Atme aus, ziehe den Nabelpunkt nach innen und oben, um das Zwerchfell nach oben zu drücken. Ziehe den unteren Rippenbogen zusammen und die Schulterblätter von den Ohren fort. Hebe den Brustkorb in Richtung Kopf. Die Ausatmung verlagert den Druck nach innen und bewegt sich - mittels Kompression der Kernmuskulatur* - vom Nabel fort, um die Wirbelsäule korrekt aufzurichten. Übe auf diese Weise 1 bis 5 Minuten. So entsteht nach und nach die Erfahrung, wie es ist, deinen Brustkorb während des Einatmens zu weiten und während des Ausatmens wieder zu verengen, bei gleichzeitiger optimaler Ausrichtung deiner Wirbelsäule.

* Die so genannte ‚Kernmuskulatur' umfasst das Zwerchfell, die direkt vor der Wirbelsäule gelegene Muskulatur, die Bauch- und innere Beckenbodenmuskulatur einschließlich des Psoas-Muskels. Diese verschiedenen Anteile werden je nach Situation in unterschiedlicher Kombination angespannt.

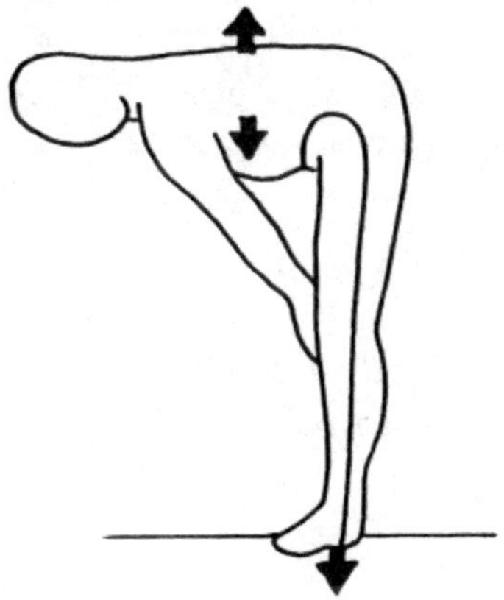

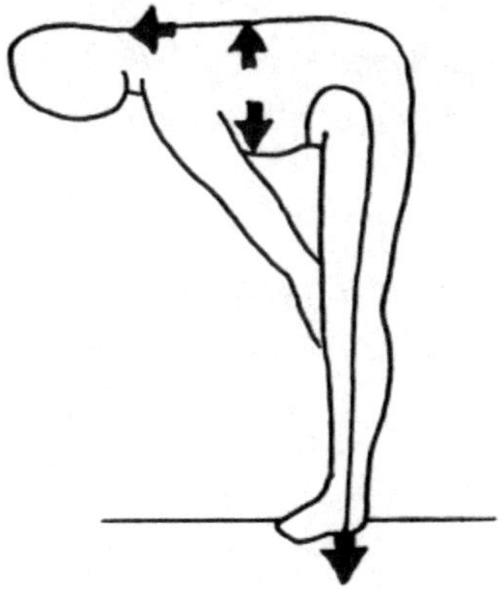

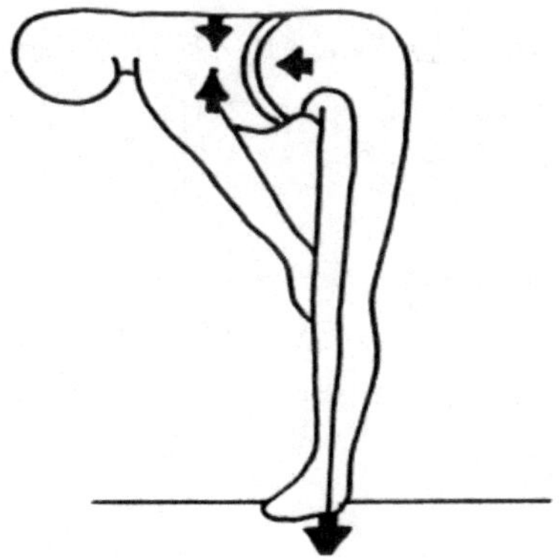

1. Setze deinen Nabelpunkt ein, um Mulbandh zu ziehen. Verankere dein Gewicht durch deine Füße hindurch im Boden. Wenn du einatmest, lasse deine Rippen sich wie Flügel weiten.

2. Deine Brust hebt sich, während sich die eingeatmete Luft in den oberen Brustbereich bewegt.
Das Kinn ist eingezogen und führt die Wirbelsäule in Jalandhara Bandha.

3. Halte Mulbandh angespannt, während du ausatmest. Dein äußerer Körper entspannt sich, während sich die inneren Kernmuskeln in der Ausatmung zusammenziehen. So bleibt die Wirbelsäule auch dann korrekt ausgerichtet, wenn du ausatmest und die äußere Muskulatur sich entspannt.

Merke:
In jeder Yogahaltung, in der du die Wirbelsäule streckst, sammelst du normalerweise während der Einatmung die Energie für ihre Streckung. Während der Ausatmung bewegst Du dich dann in die Streckung. Du kannst dich intensiver strecken, wenn du die Ausatmung nutzt, um die Aufrichtung deiner Wirbelsäule von innen her zu festigen. So können die äußeren Muskeln besser loslassen und sich strecken.

Ein Schlüssel für den Aufbau von mehr Flexibilität liegt im Einsatz der Ausatmung in oben beschriebener Weise. Sie hilft dir, dich während jeder Ausatmung tiefer zu strecken. Dies setzt einige Übung voraus und ermöglicht dir letztendlich große Fortschritte auf dem Wege der Entwicklung deiner yogischen Fähigkeiten. Indem du den Atem auch in statischen Yogahaltungen in dieser Weise einsetzt, um die Streckung zu vertiefen, kann sich dein Körper viel schneller und sicherer in Bezug auf Flexibilität und Kraft verändern.

Lasse dich vom Geiste (‚Spirit') bewegen. "Inspirata" ist das lateinische Wort für die Einatmung.
Du möchtest, dass der Atem, also der Geist, dich führt.

Kriya, um deine ‚Flügel' zu öffnen [9]

Praktiziere diese Kriya, um die Bewegung und das Potenzial deines Atems entwickeln. Benutze den Brustkorb wie Flügel. Jede Yogastellung zeigt dir einen etwas anderen Weg wahrzunehmen, wie der Atem feste Bereiche deines Rückens und deiner Rippen weiten kann. Wie bei jeder anderen Kundalini Yoga-Kriya, sollen auch die nachstehenden Übungen in der angegebenen Reihenfolge praktiziert werden.

Ziehe den Nabelpunkt ein und drücke die Sitzbeinhöcker während jeder Übung in den Boden. Halte den Nabelpunkt unbeweglich in seiner Position, so dass die Einatmung den Brustkorb von innen her weiten kann. Nimm wahr, wie die Schulterblätter sich mit der Einatmung von einander entfernen. Beginne mit einer Übungsdauer von 1 Minute und steigere die Übungsdauer bis hin zu der für jede Yogahaltung angegebenen Zeit, entsprechend wie es dir möglich ist, die jeweilige Yogastellung korrekt einzunehmen und zu halten.

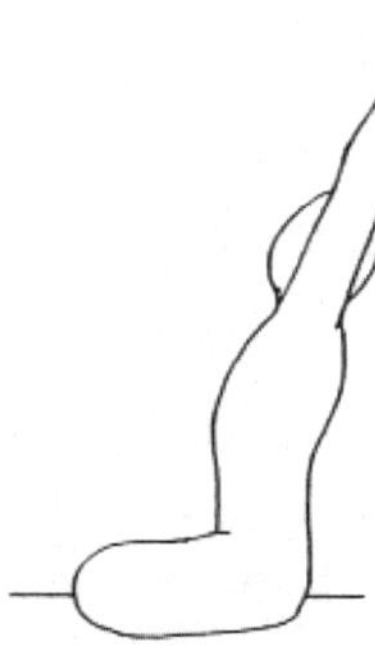

1. Sitze in der Einfachen Haltung und strecke die Arme gerade über dem Kopf aus, lege die Handflächen aneinander. Rolle die Achselhöhlen einander zu, so dass sich dein oberer Rücken öffnen kann. Ziehe deine Schultern leicht nach hinten und unten, die Arme an die Seiten des Kopfes gelegt. Hebe den Brustkorb an und biege die Wirbelsäule so weit zurück, wie es dir ohne Mühe möglich ist, also so, dass die Halswirbel und die Wirbel des unteren Rückens nicht zusammen gedrückt werden. Während dieser Yogaübung wendest du zwei Bandhas an: Die Wurzelschleuse und die Nackenschleuse. Dein Kopf wird durch die Wölbung, welche die Brust macht, unterstützt. Dein Nacken kann sich nun strecken und ist nicht nach hinten gebeugt. Atme lang und tief pfeifend durch den Mund ein, atme langsam und vollständig, ebenfalls pfeifend, durch den Mund aus. Fahre mit der Übung in diesem Atemmuster für 5 Minuten fort. Dann entspanne.

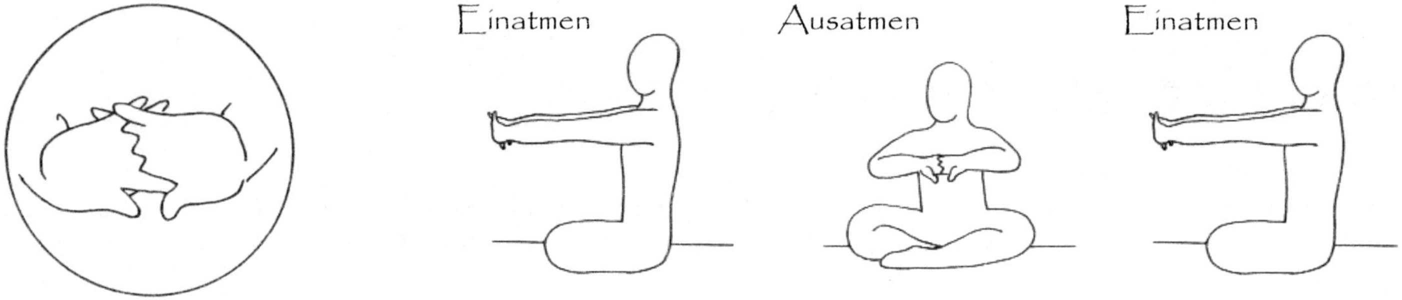

2. Verschränke die Finger, die Handinnenflächen zeigen von dir weg nach außen. Atme tief ein und strecke die Arme gerade vor dir aus. Achte darauf, dass du deine Schulterblätter dabei auseinander ziehst und deine Rippen sich auseinander dehnen. Atme vollständig aus, der Brustkorb verengt sich, und ziehe die Arme in Richtung Brust. Das während dieser Übung angewandte Atemmuster sollte idealerweise vollständig und schnell sein. Praktiziere für 2 Minuten und wende dich ohne Pause der folgenden dritten Übung zu.

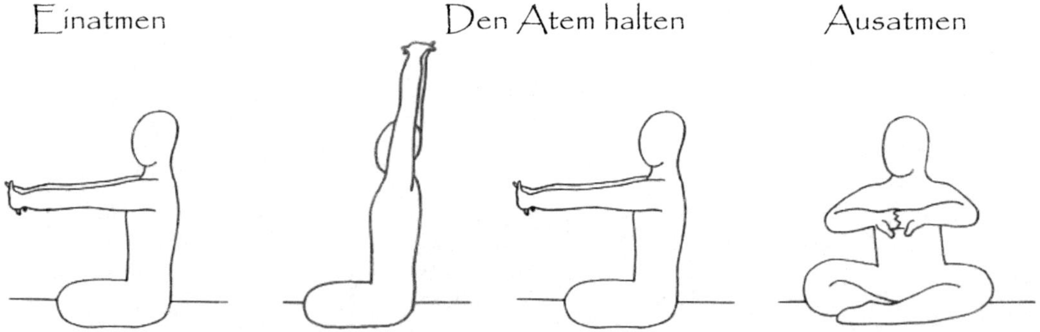

3. Atme ein und strecke die Arme gerade vor dir aus. Deine Finger sind ineinander verschränkt und die Handinnenflächen zeigen von dir weg nach außen. Halte den Atem an, während du die Arme gerade über deinen Kopf nach oben ausstreckst, mit den Handinnenflächen gen Himmel weisend. Bringe die Arme wieder zurück, parallel zum Boden. Atme aus, während du die Hände an die Brust heran ziehst. Fahre mit dieser Sequenz für 2 Minuten fort, begib dich dann ohne Pause direkt zur vierten Übung.

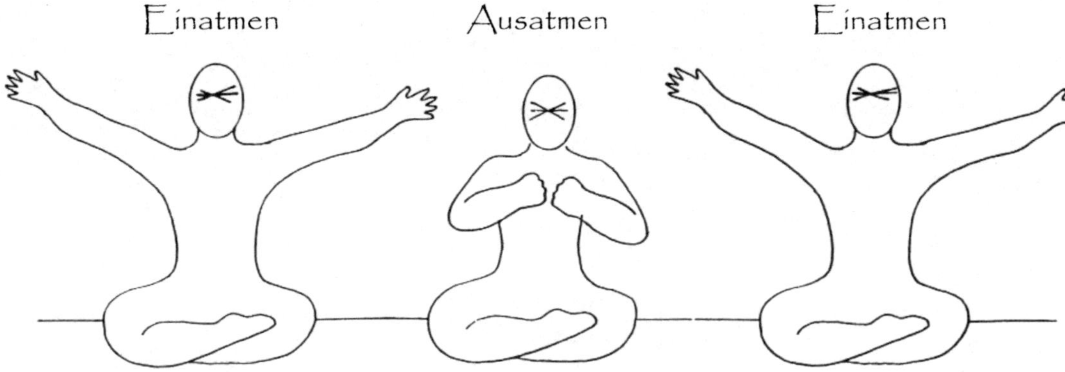

4. Strecke die Arme, parallel zum Boden, in einem Winkel von 60° nach vorne-seitlich aus, die Finger gespreizt, als wolltest du das ganze Universum umarmen. Atme ein und schließe die Hände zu Fäusten. Mit angehaltenem Atem und unter großer Spannung in den Armen, führe die Fäuste zur Brust, die Ellenbogen beugend und die Schulterblätter auseinander gezogen. Sobald deine Fäuste die Brust berühren, atme aus und strecke die Arme erneut aus, um den Bewegungsablauf wieder von vorne zu beginnen. Fahre für 3 Minuten fort. Deine Gesichtsmuskeln sind während dieser gesamten Übung - anders als üblich - fest und ärgerlich verzerrt.

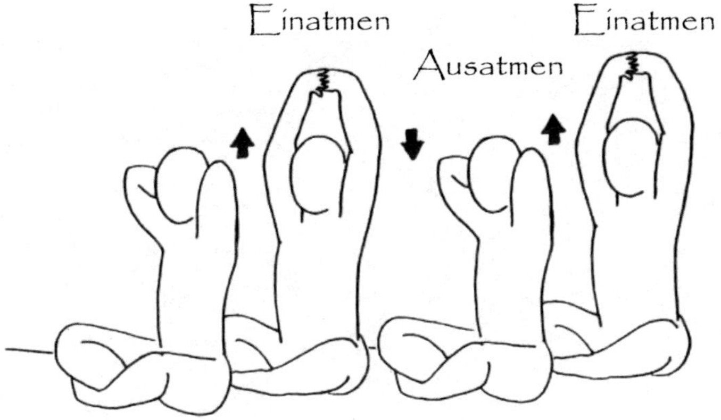

5. Verschränke deine Hände hinter dem Nacken. Die Handinnenflächen weisen zum Himmel. Halte deinen Nacken gestreckt, das Kinn ist eingezogen, der Brustkorb vorgestreckt. Ziehe die Schulterblätter auseinander. Atme ein und strecke die Arme über den Kopf. Atme aus und bringe deine Hände wieder hinter den Nacken. Übe für 2 Minuten.

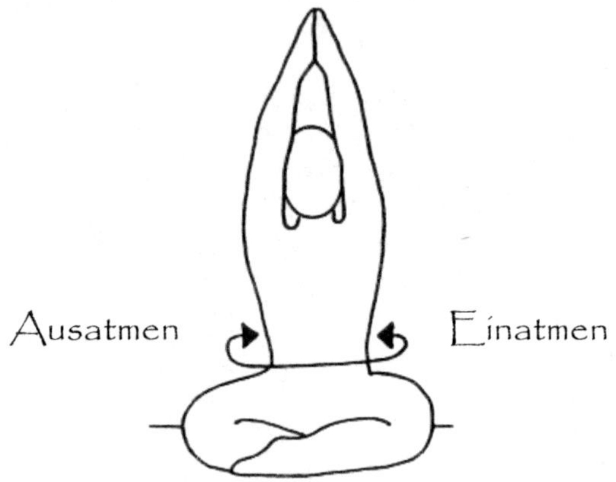

6. Strecke die Arme gerade über deinem Kopf aus mit den Handinnenflächen aneinander, die Daumen miteinander verschränkt. Rolle die Achselhöhlen einander zu, so dass die Arme sich seitlich an deinen Kopf legen. Atme ein und drehe den Oberkörper nach links, atme aus und drehe dich nach rechts. Bewege dich von deinem Nabelpunkt aus, so dass der Oberkörper sich als Einheit bewegt. Fahre für 2 Minuten mit der Übung fort.

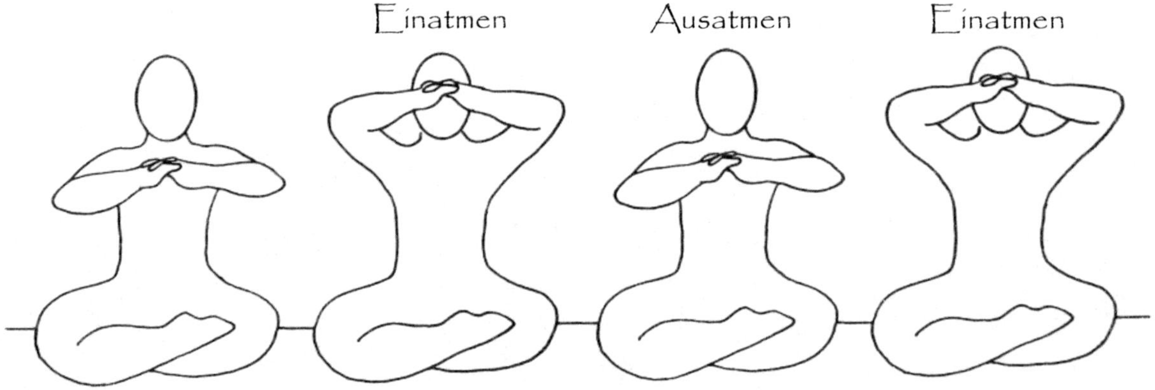

7. Verschränke die Hände, die Handflächen weisen nach unten. Deine Unterarme befinden sich parallel zum Boden, die Hände auf Brusthöhe. Atme ein und bringe die Hände auf Augenhöhe. Nimm wahr, wie der Atem deinen oberen Brustkorb weitet. Atme kräftig aus, verenge den Brustkorb, während du deine Arme wieder auf Brusthöhe senkst. Fahre für 2 Minuten mit der Übung fort.

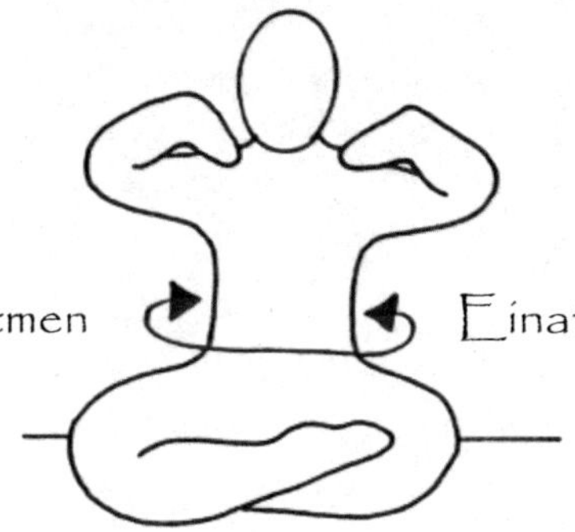

8. Lege die Hände auf die Schultern, die Finger weisen nach vorne, die Daumen nach hinten. Bleibe mit der Wurzellinie verbunden und bewege den Rumpf als eine Einheit. Atme ein und drehe dich nach links, atme aus und drehe dich nach rechts. 2 Minuten.

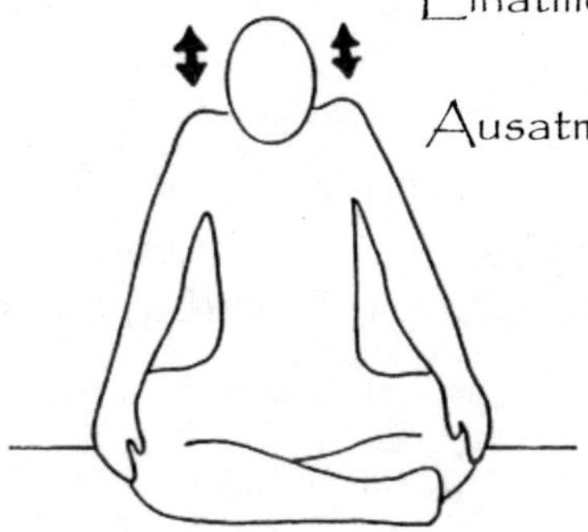

9. Sitze in der Einfachen Haltung. Deine Hände ruhen auf den Knien.

A. Atme ein und ziehe beide Schultern nach oben. Atme kräftig und vollständig aus und senke die Schultern wieder, versuche die Rippen während der Ein- und Ausatmung geweitet zu halten. Übe für 2 Minuten, gehe unmittelbar zu Teil B über:

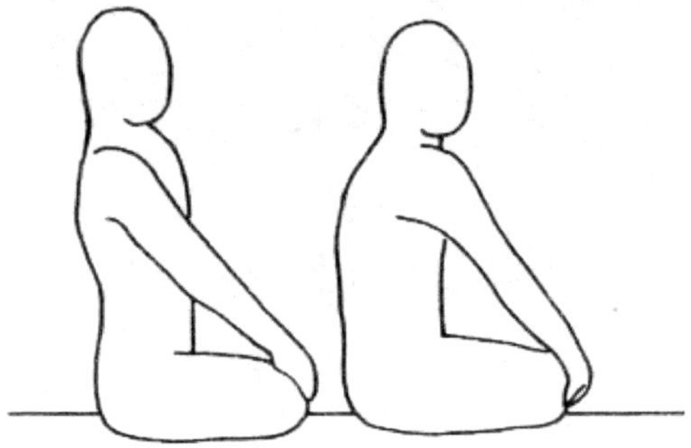

B. Beginne mit dem Kamelritt für die obere Wirbelsäule. Verwurzele hierbei deine Sitzbeinhöcker bewusst mit dem Boden, so dass du den Brustkorb kräftig anheben kannst, während du einatmest und die dabei Wirbelsäule nach vorne rundest. Atme aus und weite deine Schulterblätter, während du den oberen Rücken nach hinten rundest. Achte darauf, dass der untere Teil der Wirbelsäule aufgerichtet bleibt und nicht in sich zusammen sinkt. Übe für 2 Minuten.

10. Sitze in der Einfachen Haltung. Wende Mulbandh und Jalandhara Bandha an. Deine Wirbelsäule ist währenddessen gerade aufgerichtet und gestreckt. Schließe die Augen und rolle sie innerlich so weit hoch wie möglich. Konzentriere dich auf das Kronen-Chakra am Scheitelpunkt. Sitze so für 15 Minuten.

11. Lege dich auf den Rücken, die Arme an den Seiten des Körpers, mit den Handinnenflächen nach oben. Die Füße liegen in einem dir angenehmen Abstand von einander. Schließe deine Augen und entspanne vollständig.

Aufwärmübungen

Wenn du den Körper nicht aufwärmst, bevor du mit einer Yogaübungsreihe beginnst, wirst du nicht den größtmöglichen Nutzen aus der Praxis der Yogaübungen ziehen. Außerdem vergrößerst du das Risiko, deinem Körper eine Verletzung zuzufügen. Der Körper benötigt immer eine kleine Weile, um auf die Anforderungen, die Körperübungen an ihn stellen, zu reagieren. Übungen, die in einem mäßigen Tempo ausgeführt werden, wärmen den Körper auf, indem sie den Kreislauf von Blut und Lymphe anregen. Gute Aufwärmübungen bewegen die Gelenke und strecken die Muskeln. Sie wirken sogar dehnend auf die Haut. Der Nabelpunkt hat Zeit "aufzuwachen". Dies alles unterstützt und stärkt den Körper, bevor er sich ernsthafteren Herausforderungen stellen muss. Der Sinn von Aufwärmübungen ist, Hitze im Körper zu kreieren. Idealerweise bist du schon während des Praktizierens der Aufwärmübungen ins Schwitzen geraten. Erst dann konfrontierst du den Körper damit, seine Grenzen zu weiten. Wenn der Körper warm ist, dann bedeutet das, dass seine Systeme hochgefahren sind. Er ist nun bereit, die an ihn gestellten Aufgaben zu erfüllen.

Wende schon während der Aufwärmübungen die grundlegenden Techniken an, die du bis jetzt gelernt hast: Baue eine Wurzellinie auf, halte den Bereich um dein Herz herum geöffnet und führe den Atem durch die Bandhas, um den Brustkorb offen zu halten.

Als Yogi Bhajan bei seinem Lehrer Yoga lernte, wärmten sie sich eingangs mit Surja Namaskara, dem Sonnengruß auf, bevor sie mit den Kundalini Yoga-Kriyas begannen. Surja Namaskara besteht aus einer Serie von Asanas, welche die Herzaktivität erhöhen und damit den Kreislauf anregen. Sie beugen und strecken die Wirbelsäule, massieren die inneren Organe und unterstützen das Verdauungssystem. Sie fördern außerdem die Lungentätigkeit und reichern das Blut verstärkt mit Sauerstoff an.

Surja Namaskara

Achte immer auf den Aufbau der Wurzellinie, wenn du eine der angegebenen Asanas ausübst. Verteile auch dein Gewicht gleichmäßig. Halte deinen Nabelpunkt und das Kinn immer eingezogen und hebe den Brustkorb an. Der Sonnengruß erlaubt dir alle bis jetzt gelernten Grundtechniken in einem gleichmäßigen Fluss ausüben. Synchronisiere den Atem mit den Bewegungen, um einen ununterbrochenen Übungsrhythmus durch alle Sequenzen der Positionen hindurch zu kreieren (wenn wir "synchronisieren" sagen, so meinen wir damit, dass der Atem die Bewegung führen soll).

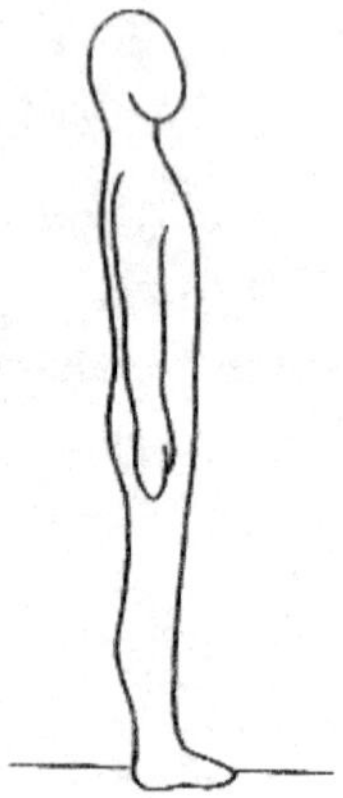

1. Stehe aufrecht in der Bergposition, deine Füße nahe beieinander, die Zehen und Fersen berühren sich. Drehe die Oberschenkel nach innen, um das Kreuzbein zu weiten, und verteile das Körpergewicht gleichmäßig auf beide Füße. Wende die Wurzelschleuse und eine leichte Nackenschleuse an. Deine Arme befinden sich seitlich am Körper, die Finger liegen einander an.

Einatmen

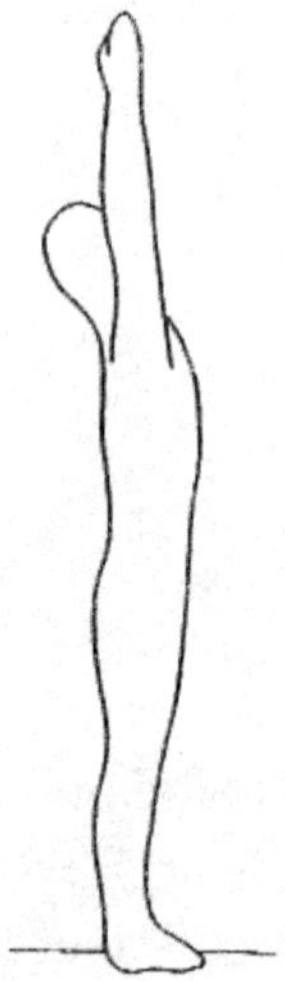

2. Atme ein und hebe die Arme über den Kopf, bis sich deine Handflächen berühren. Während du die Arme hebst, achte darauf, dass die Schulterblätter sich gleichzeitig senken. Du wirst feststellen, dass sich ab einem bestimmten Punkt deine Brust zu heben beginnt. Hebe nun den Kopf, und schaue deine Daumen entspannt an. Halte den Nacken dabei gestreckt, komprimiere ihn nicht, während du nach oben blickst. Rolle deine Achselhöhlen zueinander hin, um den Bereich zwischen den Schulterblättern auseinander zu dehnen.

3. Mit dem Ausatmen beuge deinen Rumpf vor, indem du das Becken in den Hüftgelenken nach vorne kippst. Halte die Wirbelsäule während der Vorwärtsbeugung gerade, strecke sie, als wolltest du dein Herzen nach vorne strecken. Ziehe deine Kniescheiben nach oben. Wenn du die Wirbelsäule in der Abwärtsbewegung des Oberkörpers nicht mehr länger gerade halten kannst, entspanne den Kopf so nahe wie möglich an den Knien. Die Beine bleiben durchgedrückt. Setze die Fingerspitzen links und rechts neben den Füßen auf dem Boden auf, in einer Linie mit den Zehenspitzen. Schaue auf deine Nasenspitze.

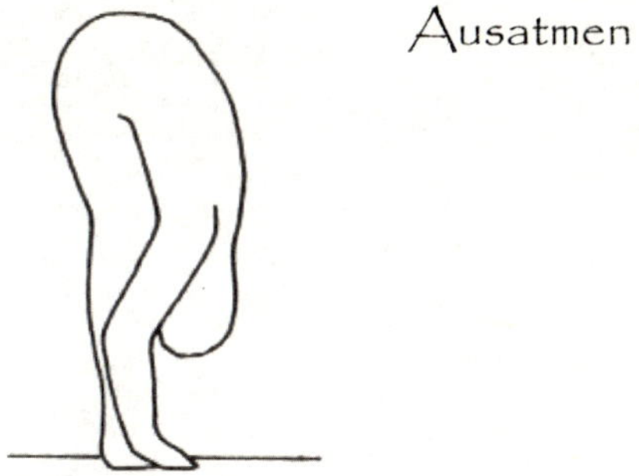

4. Atme ein und ziehe die Schulterblätter von den Ohren fort. Hebe den Brustkorb an und strecke die Wirbelsäule. Hebe den Kopf, halte die Fingerspitzen am Boden. Konzentriere dich auf das dritte Auge.

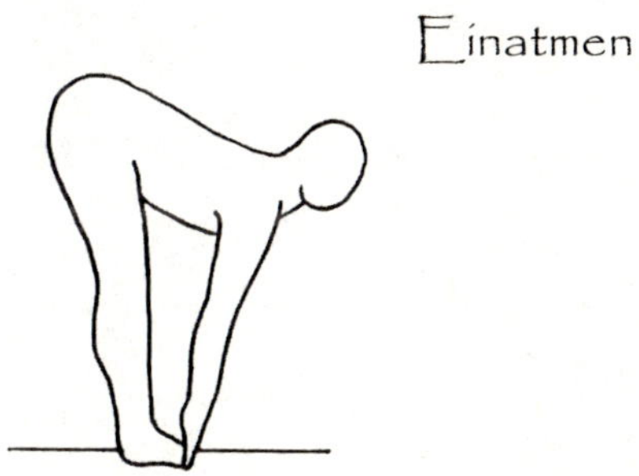

5. Atme aus und beuge die Knie. Gehe oder springe zurück, so dass sich die Beine gestreckt hinter dir befinden. Du bist nun in einer 'Liegestützposition'. Finde deine Balance, dich nur auf die Zehenballen der gebeugten Zehen und die Handflächen stützend. Nun senke deinen Körper, so dass er sich parallel zum Boden befindet, in einer geraden Linie von der Stirn bis zu den Fußgelenken. Ziehe deinen Nabelpunkt ein! Halte deinen Körper zwischen Händen und Füßen gleichmäßig ausbalanciert. Vermeide es, dich mit den Zehen nach vorne abzudrücken. Ziehe deine Schultern von den Ohren fort nach unten. Deine Ellenbogen sind gebeugt und pressen gegen den Brustkorb. Die Handflächen sind flach auf dem Boden aufgesetzt und befinden sich unter den Schultern.

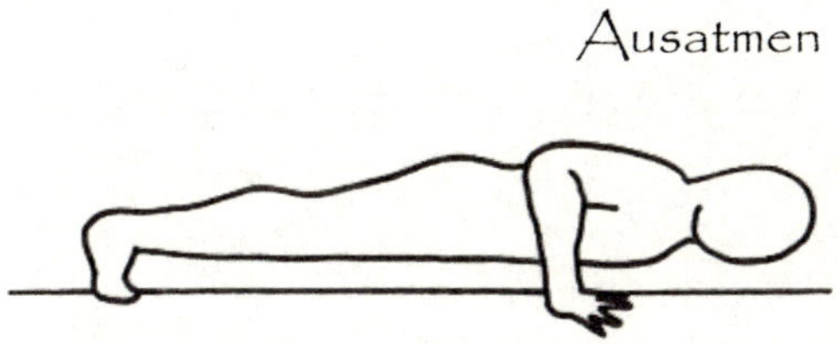

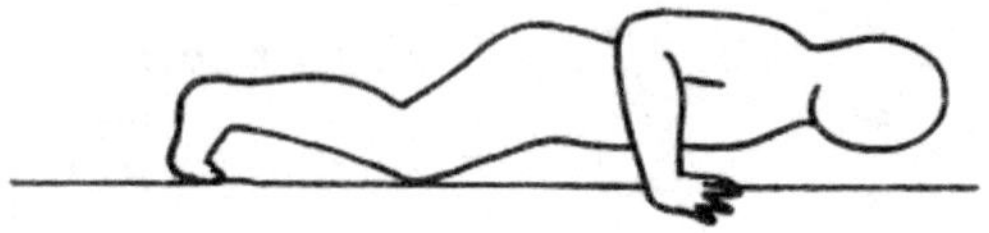

Spreize die Finger weit auseinander (anfangs kannst du dich mit Hilfe deiner Knie am Boden abstützen, um die Position zu halten, bis deine Arme stärker geworden sind. Achte auch hier darauf, die Ellenbogen gegen den Brustkorb zu drücken und setze den Nabelpunkt ein, so dass die Wirbelsäule nicht kollabiert).

Einatmen

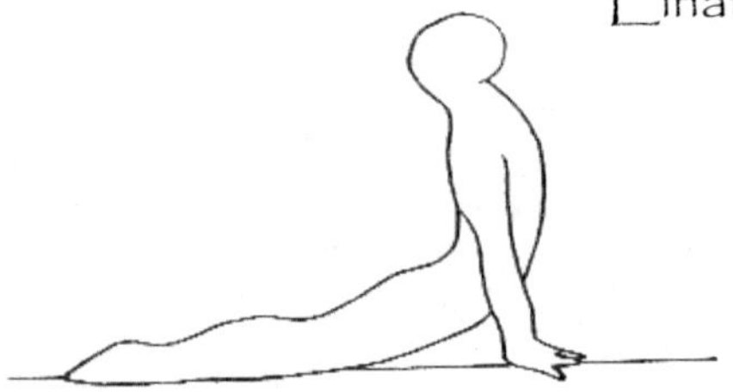

6. Atme in dieser Position ein, strecke die Ellenbogen und runde die Wirbelsäule nach vorne. Lasse die Schulterblätter fallen und dehne dich im oberen Rücken. Ziehe den Nabelpunkt ein, so dass kein Druck auf den unteren Rücken ausgeübt wird. Die Stirn weist gen Himmel, schaue auf die Nasenspitze. Deine Finger sind weit auseinandergespreizt. Balanciere deinen Körper, dich auf die Handflächen und die Fußrücken stützend. Die Oberschenkel berühren den Boden nicht.

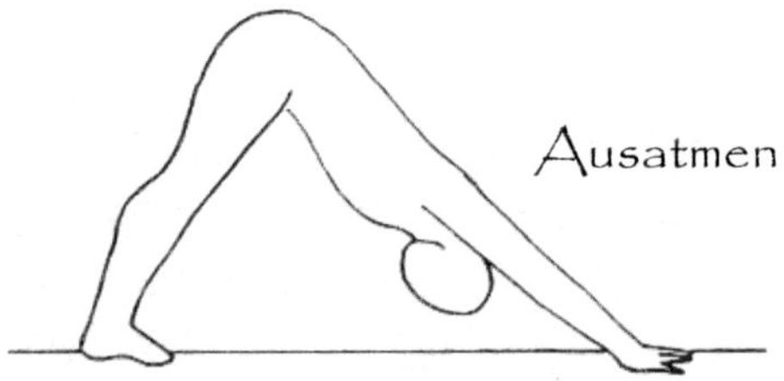

Ausatmen

7. Atme aus. Bringe und balanciere dich in den so genannten "nach unten schauenden Hund", indem du die Hüften hebst, so dass dein Körper eine umgekehrte V-Form einnimmt. Hände und Füße liegen flach auf dem Boden auf, die Ellenbogen- und Kniegelenke sind durchgedrückt. Deine Finger sind weit auseinander gespreizt. Schaue in Richtung Füße oder Knie und halte diese Position für fünf Atemzüge.

8. Atme ein und springe oder schreite zurück in die vierte Position.

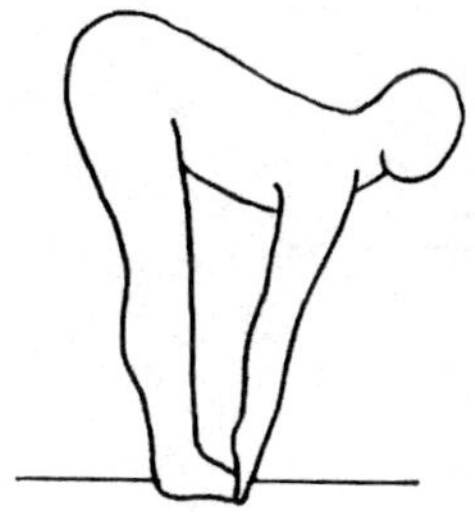

9. Atme aus und beuge dich vor in die dritte Position. Dein Kopf befindet sich so nahe wie möglich an den Knien.

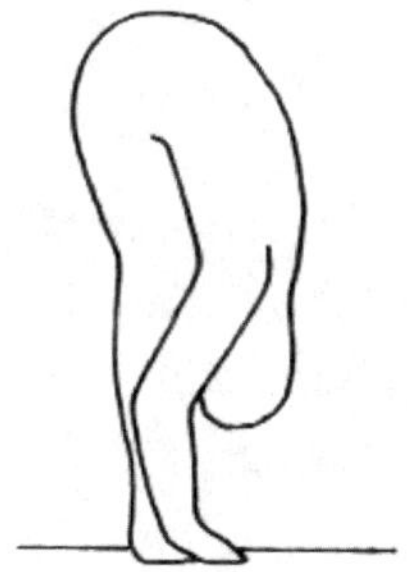

10. Atme ein und komme hoch in die zweite Position. Hebe die Arme über den Kopf.
Die Handinnenflächen berühren sich (bringe den Kopf erst in eine Linie mit der Wirbelsäule, bevor du dich aufrichtest. Arbeite vom Nabelpunkt aus und spanne die Muskeln der hinteren Oberschenkel ein, um den Rumpf anzuheben, bis du wieder gerade stehst).

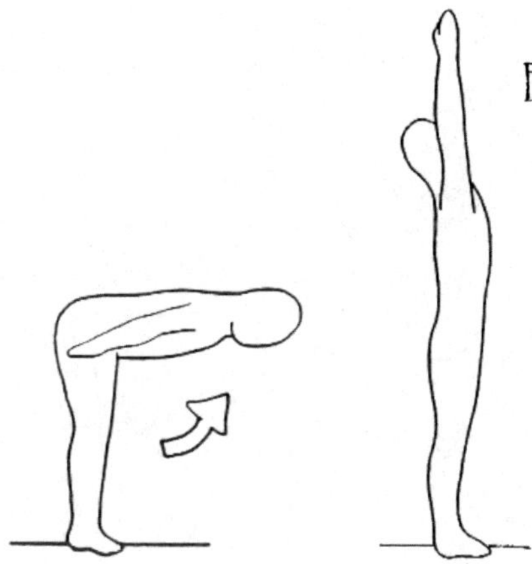

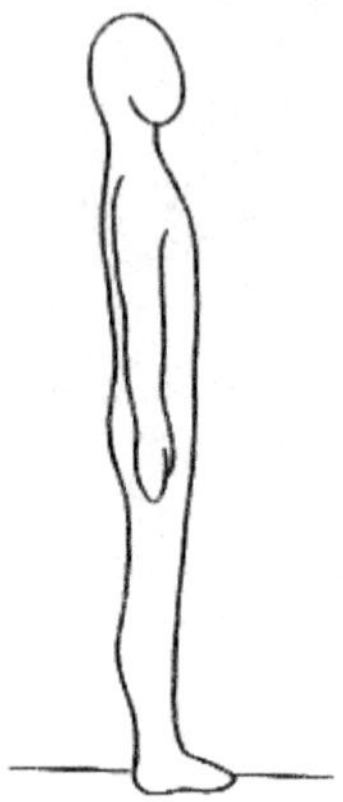

11. Atme aus und nimm die erste Yogastellung der Bergposition, also die Ausgangshaltung ein. Deine Arme befinden sich wieder an den Körperseiten.

Drei bis fünf Wiederholungen des Sonnengrußes wärmen den Körper auf und bereiten ihn auf die nachfolgenden Übungen vor. Die hier beschriebene Version des Sonnengrußes ist eine Basis-Variante. Obwohl sie einfach strukturiert ist, nutzt sie die grundlegenden Regeln für die korrekte Ausrichtung.
Es gibt viele Variationen des Sonnengrußes, die ebenso korrekt und geeignet sind, um den Körper effektiv aufwärmen. Wähle bitte die Version von Surya Namaskara aus, die dir am angenehmsten ist.

Es gibt zwei Wege, eine Yogastellung zu praktizieren: Der ‚leichte' Weg und der ‚falsche' Weg.
Leichtigkeit entsteht, wenn man sich in Harmonie mit der Konstruktion seines Körpers und der Erdanziehungskraft bewegt.
Die meisten Yogapositionen sind Gleichgewichtspositionen, keine Kraft- und Durchhalteübungen.

Die Pförtner

Die Wirbelsäule besteht aus vier Abschnitten. Zwei dieser Teilstücke sind sehr flexibel, die beiden anderen sind weniger beweglich, weil sie mit den Hauptknochen des Körpergerüstes verbunden sind.

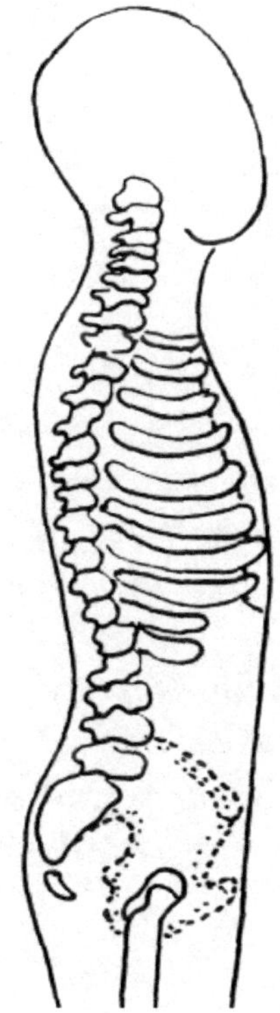

Die Halswirbelsäule, die Kopf und Brustkorb miteinander verbindet, gehört zu den sehr flexiblen Abschnitten der Wirbelsäule.

Die Brustwirbelsäule ist weniger flexibel, weil sie mit dem Brustkorb verbunden ist. Ihre Beweglichkeit ist graduell abhängig von der Fähigkeit, die einzelnen Rippen auseinander dehnen zu können.

Die Lendenwirbelsäule im Bereich des unteren Rückens ist das zweite, sehr flexible Teilstück der Wirbelsäule.

Das Kreuzbein besteht aus fünf verschmolzenen Wirbeln. Es ist durch die Ilio-Sakral-Gelenke mit den Beckenknochen verbunden. Seine Fähigkeit sich zu bewegen ist abhängig davon, ob und wie weit man die Beckenschaufeln im Hüftgelenk entweder nach vorne oder hinten drehen kann.

Die weniger flexiblen Abschnitte Kreuzbein und Brustwirbelsäule haben den großen Vorteil, dass sie sich beide in nächster Nähe zu den flexibelsten Gelenken des Körpers befinden und mit ihnen in enger Beziehung stehen. Das Kreuzbein befindet sich in Nachbarschaft zu den Hüftgelenken, die Brustwirbelsäule befindet sich nahe den Schultergelenken. Aus diesem Grunde bezeichnen wir die Hüften und Schultern als die so genannten 'Pförtner' der ‚Göttlichen Ausrichtung' (des ‚Divine Alignment'), denn wenn diese Tore, die sie darstellen, offen sind, können wir uns nach vorne und hinten beugen und die Wirbelsäule dabei gleichzeitig aufgerichtet halten.

Sind die oben beschriebenen Pförtner jedoch fest, dann geraten wir durch die geringe Flexibilität des unteren Rückens und des Schulterbereichs in das so genannte "Beuge dich, wo du ohnehin schon beugen kannst"-Syndrom. Wenn nämlich der Bereich um die Hüftgelenke herum unbeweglich ist und die Beckenknochen sich nicht um die Hüften drehen können, dann muss sich der untere Rücken meist weiter beugen als vorteilhaft ist, um die geringe Flexibilität der Hüften auszugleichen. Wenn der Schulterbereich nicht flexibel ist und wir daher den mittleren Rücken nicht nach vorne durchbiegen können, erhalten wir bei Rückwärtsbeugungen keine Unterstützung von diesem Abschnitt des Rückens. Um die Festigkeit in den Schultern zu kompensieren, werden dann Hals und Halswirbelsäule in recht ungesunder Weise überstreckt.

Wenn du deinen Körper wirklich verändern und lösend und öffnend auf seine verfestigten Bereiche einwirken willst, dann ist es ratsam, dehnende Übungen erst dann zu praktizieren, wenn dein Körper von oben bis unten gut aufgewärmt ist. Dein Körper benötigt viel innere Hitze, um auf diese Strukturen verändernd einzuwirken. Streckübungen lassen sich leichter und effektiver durchführen, wenn dein Körper warm und entspannt ist.
Drei bis fünf Wiederholungen des Sonnengrußes genügen meist, um den Körper aufzuwärmen und ihn auf die Arbeit vorzubereiten, mit gezielten Übungen übermäßige Spannungen in bestimmten Körperbereichen zu lösen.

Sei klug in der Herangehensweise an diese Sanierungsarbeit. Höre auf deinen Körper und gehe nicht über deine Schmerzgrenze hinaus. Arbeite behutsam Schritt für Schritt und lasse deiner Muskulatur Zeit, sich zu öffnen. Zwinge deine Gelenke und Muskeln nicht. Bewege dich achtsam in die einzelne Dehnübung hinein, halte die Position und komme dann allmählich aus der Haltung heraus, lasse dich hierbei von deinem Atem leiten. Es führt dich nirgendwo hin, wenn du eine Position erzwingst und dich dadurch wohlmöglich verletzt. Auf diese Weise verlangsamst du deinen körperlichen Entwicklungsprozess lediglich.

Die Hüften - Pförtner des Beckens

Das Kreuzbein ist straff mit den Beckenknochen verbunden,

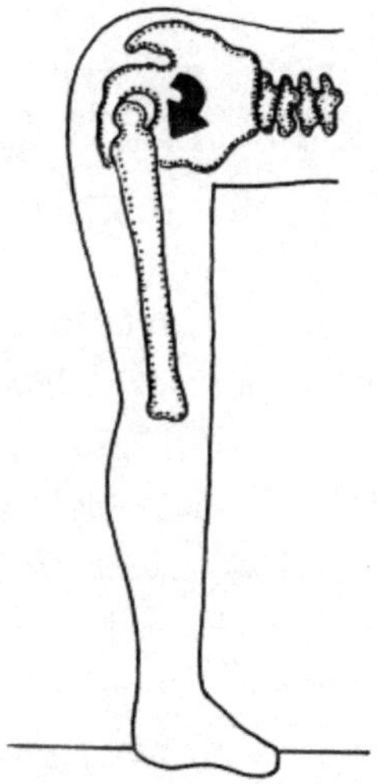

wodurch sich beide in den Hüftgelenken gemeinsam nach vorne

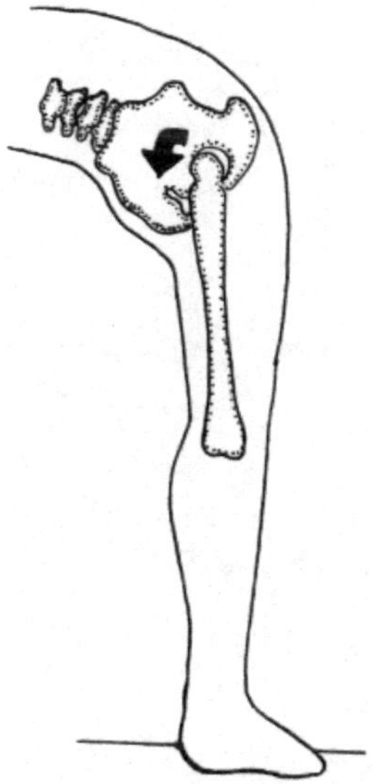

oder nach hinten drehen,

so dass die Wirbelsäule und das Becken sich mithin als eine bündig ausgerichtete Einheit bewegen können.

In den Hüftgelenken haben wir potenziell einen großen Bewegungsspielraum, wenn aber die Muskeln des Beckens und der Oberschenkel einen zu hohen Tonus aufweisen, also zu fest sind, dann widersetzen sie sich der Drehung des Beckens, wodurch dieses nicht die vorgesehene Position einnehmen kann. Entsprechend kann sich die Wirbelsäule dann nicht als eine bündig ausgerichtete Einheit in eine Vorwärts- oder Rückwärtsbeugung hineinbegeben, weil die Kreuzbein-Becken-Einheit nicht flexibel genug ist, als dass sie ausreichend in den Hüftgelenken rotieren könnte. Dies zwingt die Wirbelsäule dazu, sich oberhalb des Kreuzbeins in der flexibleren Lendenwirbelsäule (im unteren Rücken) zu beugen. Eine Beugung in der Lendenwirbelsäule beeinträchtigt jedoch die Verbindung des Kreuzbeins zur übrigen Wirbelsäule und verursacht so oft Schmerzen, ggf. gar Verletzungen.

Übungen, welche die allgemeine Flexibilität der Hüften verbessern helfen

Die folgenden Yogaübungen sind bekannt als klassische "Hüftöffner" (sie sind nicht als Sets zusammengestellt, du kannst ein oder zwei dieser Übungen deiner täglichen Yogapraxis hinzufügen). Diese Übungen wirken dehnend auf jene Körperbereiche, die häufig sehr angespannt sind. Wärme dich also immer vollständig auf, bevor du sie ausführst.

Beginne mit einer Übungsdauer von 1 Minute pro Seite. Übe regelmäßig, so dass du die Dehnung allmählich gut für 2 bis 3 Minuten halten kannst. Atme währenddessen vollständig und entspanne deine Muskeln bewusst.

Es ist wichtig, nur die Versionen der nachfolgenden Übungen zu praktizieren, bei denen es dir möglich ist, dich aus deinen Hüftgelenken heraus zu bewegen. Solltest du in einem oder beiden Knien während der Übung einen schmerzhaften Druck verspüren, so weist dieser Schmerz darauf hin, dass du dich weiter zu strecken versuchst als es die Beweglichkeit in deinen Hüftgelenken erlaubt, wodurch ein potenziell schädlicher Druck auf deine Kniegelenke ausgeübt wird.

Die Taubenhaltung in der Rückenlage

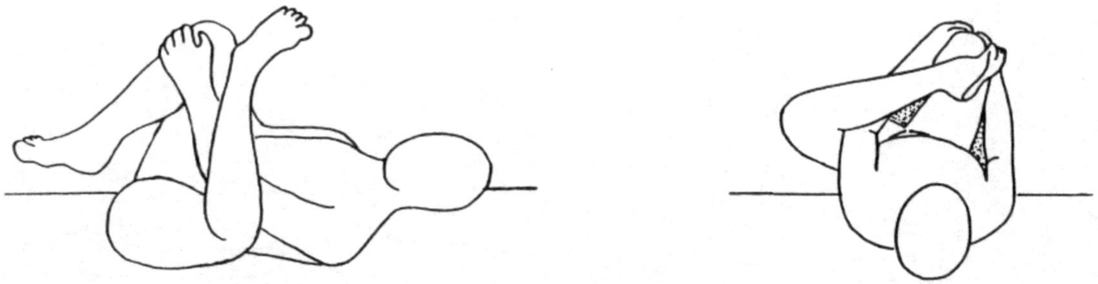

In Rückenlage winkle die Knie an, die Fußsohlen sind auf den Boden aufgestellt. Hebe das linke Bein und platziere den linken Fuß auf dem rechten Oberschenkel gerade oberhalb des rechten Knies (das linke Schienbein befindet sich senkrecht zu dem rechten Oberschenkel und das linkes Knie weist nach links). Ziehe dein rechtes Knie und damit auch das linke Bein in Richtung Brust, um eine Streckung im linken Hüftgelenk zu bewirken.
Um die Dehnung noch zu intensivieren, umfasse dein rechtes Bein mit beiden Händen unterhalb des Knies (führe den linken Arm dazu zwischen deinen Beinen hindurch). Ziehe das rechte Knie sanft zu dir hin und erlaube deinem linken Bein, sich in der Hüfte zu drehen. Drücke das Kreuzbein gegen den Boden.
Beuge deinen linken Fuß und achte darauf, dass das linke Schienbein sich parallel zu deiner Brust befindet. Halte diese Position für 1 Minute mit langem,tiefem Atem. Dann wechsle die Seite.

Die Taubenhaltung in der Vorwärtsstreckung

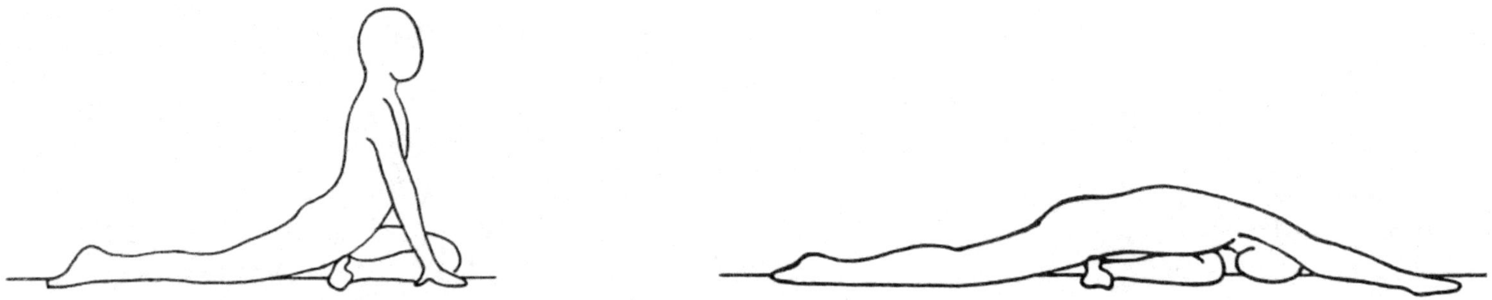

Sitze mit der linken Ferse vor dem Schambeinknochen, der linke Fuß ist angewinkelt. Strecke dein rechtes Bein hinter dir aus, die rechte Kniescheibe weist zum Boden. Deine Hände befinden sich links und rechts des gebeugten linken Knies. Ziehe Mulbandh und ziehe das Steißbein nach unten, um Herz und Brustbein anzuheben Um dich noch intensiver zu dehnen, kannst dich über das vordere Bein legen und die Arme auf dem Boden vor dem Kopf ausstrecken. Atme lang und tief und lasse ganz bewusst alle unnötigen Spannungen los. Halte die Position für mindestens 1 Minute, dann entspanne und wechsle die Seiten.

Wenn du mit zunehmender Öffnung im Hüftbereich die Dehnung intensivieren möchtest, kannst du die Position deines vorderen Fußes allmählich so verändern, dass Ober- und Unterschenkel des vorderen Beines auf dem Boden vor dir einen rechten Winkel bilden. Arbeite dich langsam vor und vergrößere diesen Winkel mit der Zeit.

Die doppelte Taube

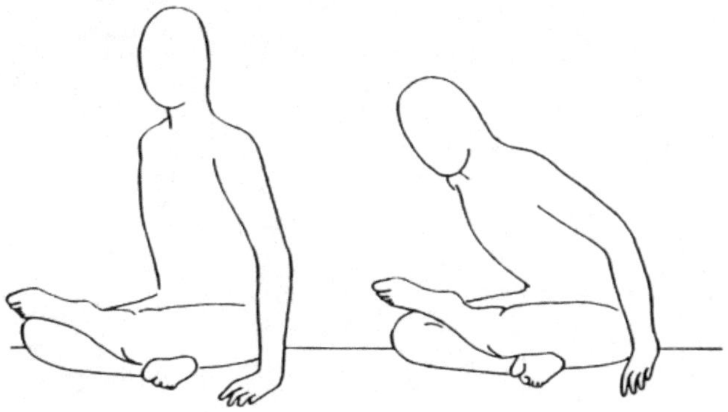

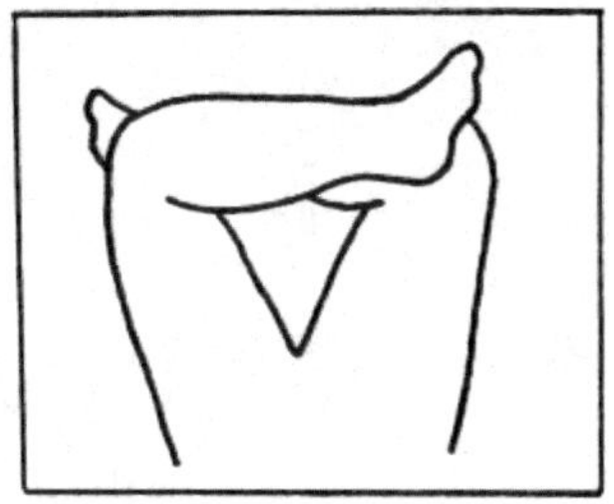

Sitze mit ausgestreckten Beinen, beuge dein rechtes Knie und schiebe den rechten Fuß unter das linke Knie. Nun Beuge dein linkes Knie und platziere die Ferse des linken Fußes auf dem rechten Knie. Halte Deine Füße angewinkelt, so dass die Sohlen deiner Füße zu den Seiten hin zeigen. Atme lang und tief.
Halte diese Position für mindestens 1 Minute, dann wechsle die Seiten.

Wenn diese Position deinen Knien kein Problem bereitet, kannst du die Dehnung intensivieren, indem du dich mehr und mehr nach vorne streckst. Stütze dich dabei entweder mit den Händen oder auf den Unterarmen ab, ggf. lege, solltest du bereits ein großes Maß an Flexibilität erreicht haben, deinen Brustkorb auf den verschränkten Beinen ab. Halte mit der Vorwärtsstreckung inne, sobald du eine angenehme Dehnung in den Hüften und im Gesäß wahrnimmst, und verharre dort. Beuge dich nur so weit vor, wie es dir möglich ist, während der gesamten Übungsdauer mit deinem Gesäß Bodenkontakt zu halten.

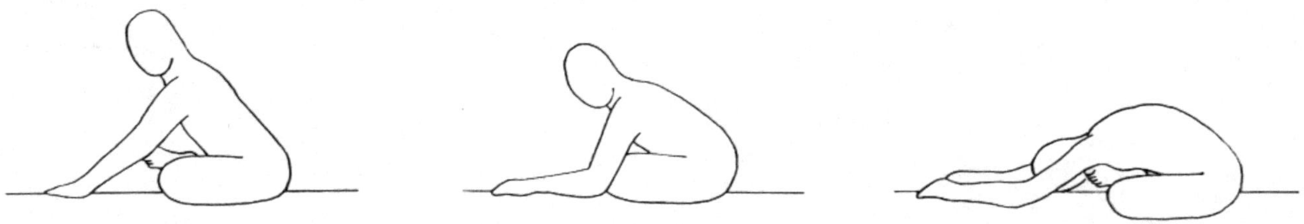

Übung zur Dehnung des Psoas-Muskels

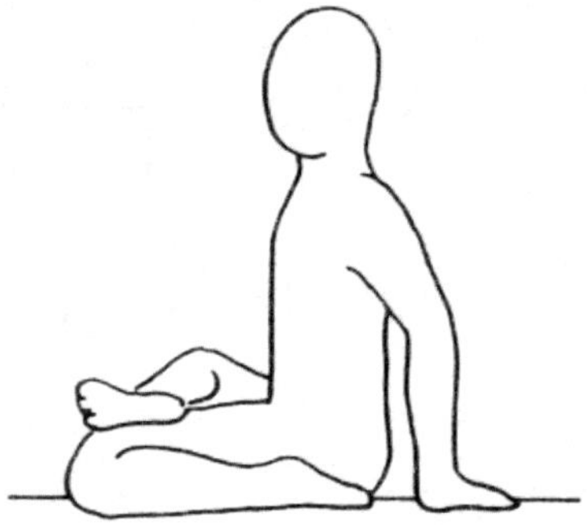

Beuge das linke Knie und lege den linken Unterschenkel neben die linke Hüfte, mit dem Fußrücken zum Boden (als würde sich deine linke Körperseite in der Zölibatsposition befinden). Beuge das rechte Knie und platziere deinen rechten Fuß oberhalb des linken Knies. Der rechte Fuß ist angewinkelt. Halte diese Position für mindestens 1 Minute mit langem und tiefem Atem, dann wechsle die Seite.

Um dich noch stärker zu dehnen, kannst du dich zurücklehnen und dich auf den Ellenbogen abstützen. Um die Streckung noch weiter zu intensivieren, lege dich komplett auf den Rücken ab. Stelle dabei aber sicher, dass dein unterer Rücken gestreckt bleibt und du ihn entspannt auf dem Boden halten kannst.

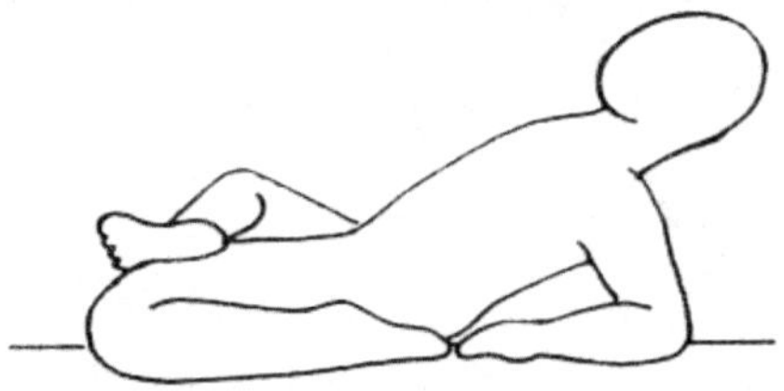

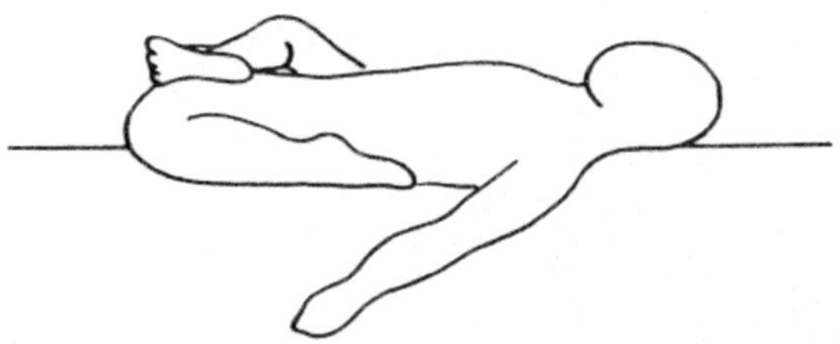

Die Schulterblätter - Pförtner des Brustkorbes und des Herzens

Die Schulterblätter sind Knochenplatten, die bei entsprechender Ausrichtung das Anheben des Brustkorbes oder die Wirbelsäule bei Rückwärtsbeugungen unterstützen können. In dieser Weise werden auch die Schultergelenke unterstützt, so dass die Arme ohne Anstrengung nach oben gestreckt gehalten werden können. Auch in einer Übung, in der der Körper sich auf die Arme stützt, können es die Schulterblätter den Armen leichter machen, das Körpergewicht zu halten. Die Schulterblätter vergrößern, wenn sie auseinander gedehnt werden, den Raum in den oberen Lungen. Den Bereich um die Schulterblätter zu öffnen bedeutet, den Weg zum Herzzentrum zu öffnen.

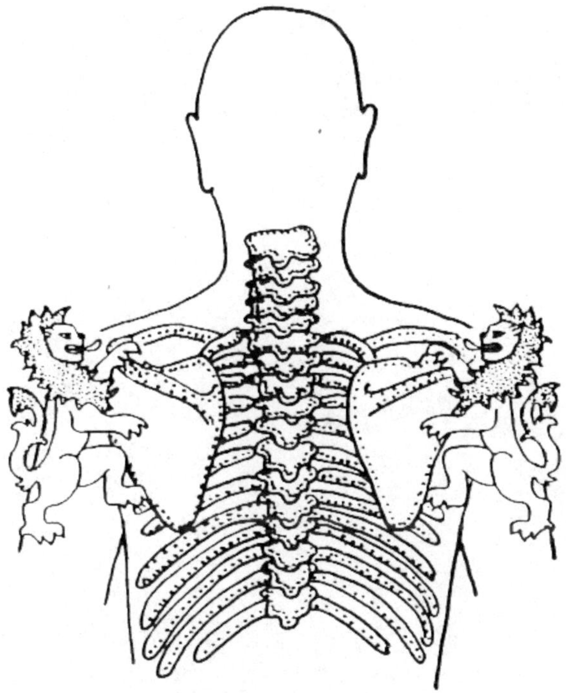

Übungen, welche die allgemeine Beweglichkeit im Schulterbereich verbessern

Jede der folgenden Übungen öffnet den Schulterbereich (die Übungen sind nicht als Sets zusammengestellt, du kannst deiner täglichen Yogapraxis ein oder zwei dieser Übungen hinzufügen). Sei gegenwärtig, dass du deinen Körper gut aufwärmen solltest, bevor du beginnst, an verspannten Körperregionen zu arbeiten.

Beginne mit einer Übungsdauer von 1 Minute pro Seite. Übe regelmäßig, so dass du die Streckung allmählich für 2 bis 3 Minuten halten kannst, vollständig atmend und deine Muskulatur bewusst entspannend.

Verankere deine Wirbelsäule während jeder der folgenden Übungen ganz bewusst mit Hilfe von Mulbandh. So vermeidest du ein Zusammensinken deiner unteren Wirbelsäule.

Die Adlerhaltung

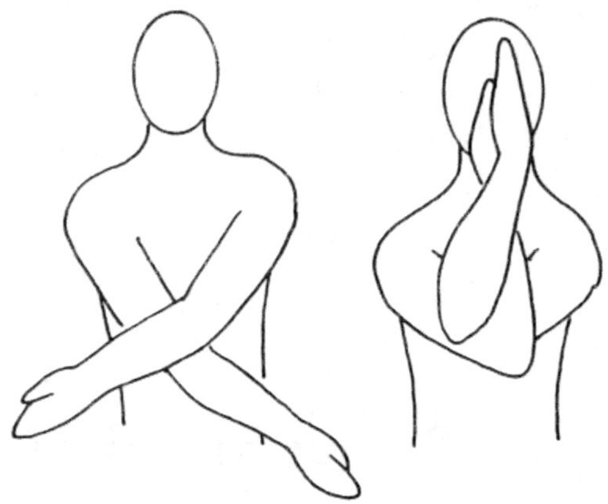

Sitze in der Einfachen Haltung mit aufgerichteter Wirbelsäule. Verwurzle dich durch deine Sitzbeinhöcker im Boden. Lasse deine Arme sich zwei- bis dreimal behutsam vor der Brust sich überkreuzend schwingen, um deine Schultern zu öffnen. Dann schwinge die Arme so über einander, dass sich dein linker Oberarm in der rechten Ellenbeuge befindet. Lasse deine Schulterblätter, nach unten sinkend, sich auf dem Rücken entspannen. Beuge die Ellenbogen und hebe die Hände, bis sich beide Unterarme senkrecht zum Boden befinden. Schlinge die Unterarme so um einander, dass du die Handflächen gegeneinander drücken kannst (du wirst sie wegen des leichten Höhenunterschiedes zwischen den Händen nicht genau übereinander legen können). Presse die Handflächen und Arme gegeneinander und atme tief für 1 Minute, dann entspanne die Arme. Wechsle die Position der Arme und wiederhole die Übung.

Wenn du die Streckung intensivieren möchtest, löse die ineinander verschlungenen Arme behutsam von der Brust fort und hebe sie weiter nach oben, jedoch ohne dabei Druck auszuüben. Atme und halte die Position für 1 Minute. Dann entspanne die Haltung, wechsle die Armposition und wiederhole die Übung.

Brustöffner (Yoga Mudra)

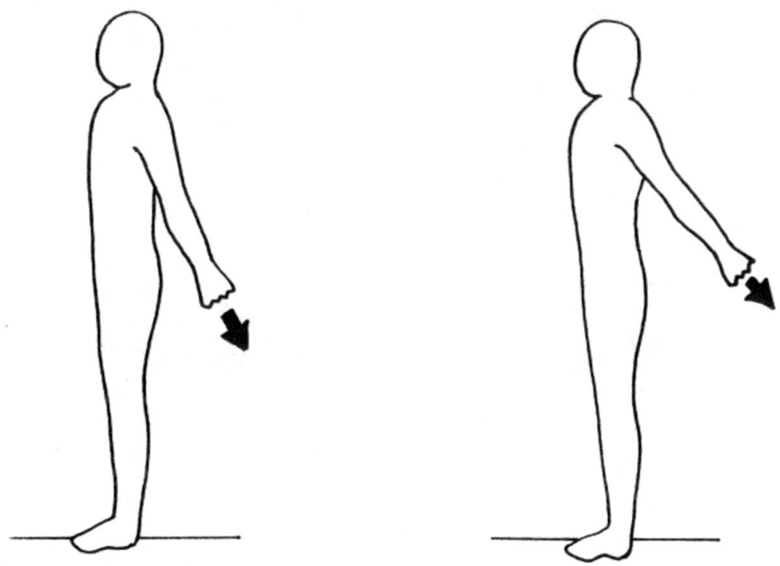

Bewege die Arme nach hinten vom Körper fort und ziehe deine Schultern gleichzeitig nach unten. Dann hebe die Arme und halte die Position.

Stehe gerade. Deine Füße befinden sich in einem angenehmen Abstand voneinander. Ziehe deinen Nabelpunkt nach innen und verwurzele dein Gewicht durch die Füße hindurch mit dem Boden. Falte deine Hände hinter deinem unteren Rücken (halte die Handflächen dabei möglichst aneinander). Lasse die Schulterblätter sinken und hebe den Brustkorb an. Mit dem Einatmen strecke die Arme vom Körper weg (die Schultern bewegen sich von den Ohren weg) und hebe die Arme nun so weit, wie es dir angenehm ist, achte aber darauf, dass du die Arme weiterhin vom Körper wegstreckst. Deine Schulterblätter werden dabei zusammengedrückt. Atme, die Arme angehoben haltend, so lang und tief wie möglich. Halte diese Position bis zu 1 Minute, dann entspanne die Arme.

Der nach unten schauende Hund (Dreiecksposition)

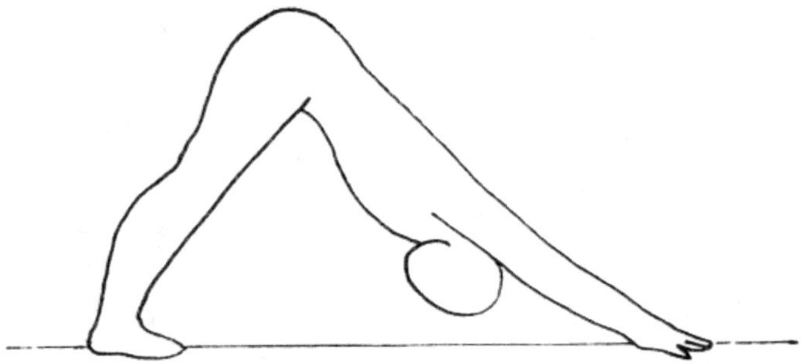

Ausgangsposition ist der Vierfüßlerstand, auf Händen und Knien. Stelle die Zehen auf und achte darauf, dass du deine Handgelenke parallel zueinander ausrichtest. Spreize die Finger, damit sich dein Körpergewicht gleichmäßig auf beide Hände verteilt.

Nun strecke deine Beine und hebe die Hüften, so dass dein Körper die Form eines auf dem Kopf stehenden "V" bildet. Deine Arme, Schultern und Rücken bilden die eine Seite und deine Beine die andere Seite dieses "V". Ziehe deinen Nabelpunkt ein, um das Becken zu rotieren und sein Gewicht durch die Beine und Fersen hindurch in den Boden hineinzuführen. Das Gewicht deines Körpers sollte gleichmäßig auf deinen Händen und Füßen verteilt sein. Rolle die Achselhöhlen zu einander hin, so dass die Schulterblätter sich von einander entfernen. Bringe deine Schultern in eine Linie mit den Armen und dem Oberkörper, so dass sie sich in einer unterstützenden Position befinden. Rolle deine Oberschenkel leicht nach innen, dies wirkt weitend auf deine Hüften. Ziehe die Kniescheiben durch Anspannung der Oberschenkelmuskeln hoch, dies hilft, die hintere Beinmuskulatur zu entspannen. Wende eine leichte Nackenschleuse an und drücke deine Arme und Hände in den Boden, um die Wirbelsäule zu verlängern. Atme lang und tief. Halte die Position auf diese Weise für bis zu einer Minute und entspanne dann. Der *nach unten schauende Hund* streckt den Rücken, wirkt aufwärmend und ist deshalb eine gute Vorbereitung für die Ausübung von Jalandhara Bandha.

Die Delphinhaltung

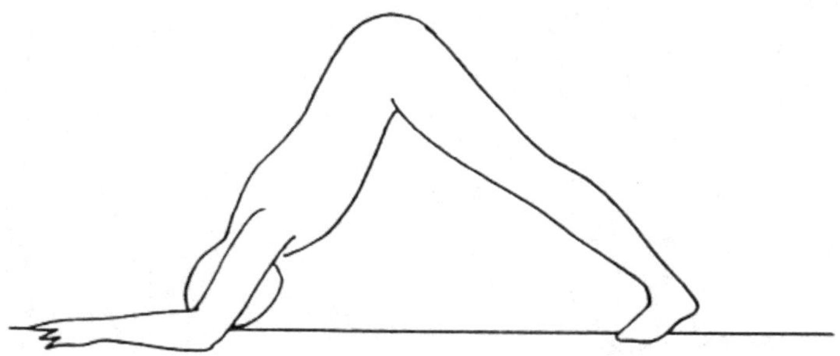

Komme auf Ellenbogen und Knie. Deine Handflächen und Unterarme sind flach auf dem Boden aufgelegt und befinden sich parallel zueinander. Spreize deine Finger weit. Während du nun die Beine gerade streckst und das Becken hebst, drücke gleichzeitig deine Handflächen, Unterarme und Füße gegen den Boden, bis dein Körper ein umgekehrtes "V" bildet. Lasse die Fersen zum Boden sinken und ziehe die Schulterblätter von den Ohren fort. Rolle deine Achselhöhlen zueinander hin, halte gleichzeitig deine Unterarme weiterhin parallel zueinander. Anfangs berühren deine Fersen den Boden möglicherweise noch nicht, eventuell musst du auch die Knie beugen. Halte diese Position mit langem, tiefem Atem für bis zu einer Minute und entspanne dann.

Ein Griff, um die Schultern zu öffnen

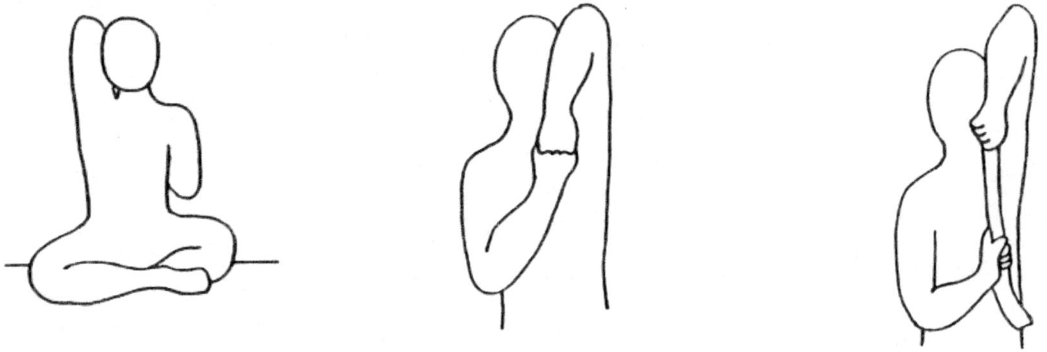

Hier kann als Ausgangsposition die Einfache Haltung oder der Fersensitz gewählt werden. Strecke den rechten Arm gerade hoch und rolle die Achselhöhle nach innen. Beuge den Ellenbogen und lasse die rechte Hand nach hinten und die Wirbelsäule entlang nach unten gleiten, mit der Handfläche auf der Wirbelsäule. Dann bringe den linken Arm hinter den unteren Rücken, beuge den linken Ellenbogen, so dass die Achselhöhle nach innen dreht und die Handfläche nach außen. Schiebe deinen linken Arm und die linke Hand zunächst so weit wie möglich hinüber zur rechten Seite, ehe die Hand dann den Rücken entlang nach oben gleitet, um die rechte Hand zu ergreifen.

Falls deine Hände sich nicht einfach erreichen und greifen können, verwende einen Gurt, um die Verbindung zwischen den Händen herzustellen. Hebe deinen Brustkorb an und ziehe dein Kinn ein. Strecke den rechten Ellenbogen nach oben, entlang des Kopfes. Schiebe die Schulterblätter nach unten, vermeide dabei, sie zusammenzudrücken. Die Ellenbogen sollten parallel zur Wirbelsäule sein, ohne dadurch die Schultergelenke zu überbeanspruchen. Sitze so mit langem, langsamem und tiefem Atem für bis zu einer Minute. Dann löse die Hände langsam und vorsichtig aus der Übung und entspanne. Wechsle die Position der Arme und wiederhole die Übung.

Wie man die Tore offen hält

Die beweglichsten Gelenke der Extremitäten sind die Verbindungen zwischen den Armen und Schultern und zwischen dem Becken und den Beinen. Vor der Positionierung von Händen und Füßen sollten zunächst Schultern und Hüften in die jeweils richtige Stellung gebracht werden. Eine verkehrte Ausrichtung der Hüftgelenke kann nämlich zu einer übermäßigen Belastung der Knie- und/oder Fußgelenke führen. Die Ellenbogen oder Handgelenke werden einem zu hohen Druck ausgesetzt, wenn sie eine falsche Positionierung der Schultern ausgleichen müssen. Überprüfe immer erst die Stellung der großen Gelenke, wenn Du eine unangenehme Spannung in den kleineren Gelenken wahrnimmst.

Vermehrte Anspannung führt auf Dauer zu Blockaden der Hüft- und/oder Schultermuskulatur, gefördert durch eine dauerhaft unphysiologische Körperhaltung mit einem nachteiligen Einfluss auf die richtige Beziehung zwischen Körper und Schwerkraft. An die Stelle von Balance und Ausrichtung ist verspannte und feste Muskulatur getreten. Viele Yogaübende haben darüber hinaus die Angewohnheit, Yogastellungen unter Druck auszuüben. So werden chronische Verspannungen in den Hüften und Schultern durch ein Festmachen und (unzweckmäßiges) Hochziehen der Schultern und/oder Anspannen der Gesäßmuskeln oft noch verstärkt.

Wie man die Schultern einsetzt, um die Arme richtig zu positionieren

"Drehe die Achselhöhlen nach innen" oder "drehe sie einander zu" sind Formulierungen, die sich in den verschiedenen Übungsbeschreibungen wiederholt finden. Diese Anweisungen sollen dich bei der optimalen Positionierung deiner Schultergelenke in den betreffenden Yogapositionen unterstützen.
Die Achselhöhlen bilden die Vorderwand der Schultergelenke. Indem du während einer die Arme einbeziehenden Übung die Achselhöhlen nach innen rollst, beeinflusst du damit auch die Position deiner Schulterblätter.

Wie man ein Gefühl für die richtige Position der Schulterblätter bekommt

Strecke deine Arme über dem Kopf aus. Die Innenflächen deiner Hände zeigen nach vorne und die Daumen berühren sich. Handteller und Achselhöhlen zeigen beide in die gleiche Richtung. Rolle nun deine Achselhöhlen nach innen, bis deine Handflächen sich in der Gebetshaltung über deinem Kopf berühren, ohne in den Hand- oder Ellenbogengelenken selbst eine Drehbewegung auszuführen. Rolle also die Arme aus den Schultern heraus nach innen und achte dabei darauf, dass der Brustkorb angehoben bleibt. Du wirst eine Dehnung zwischen deinen Schulterblättern fühlen. Halte diese Position für 1 Minute und entspanne dann.

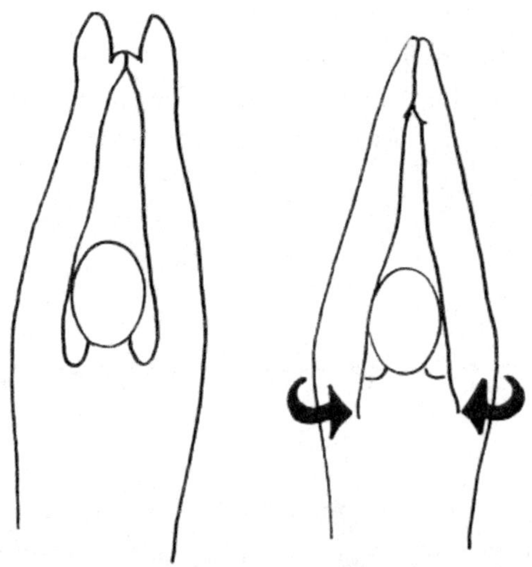

Mit der oben beschriebenen Methode kannst du die Arme über die Schultern heben und über deinem Kopf ausstrecken, ohne dich im Schulterbereich zu krümmen oder einen übermäßigen Druck auf deine Ellenbogen auszuüben. Dies ist hilfreich bei bestimmten Kriyas wie zum Beispiel der Sat Kriya. Hier sollten die Arme gerade gestreckt sein und an den Ohren anliegen. Die oben beschriebene Methode der Armstreckung ist ebenfalls hilfreich in der Übung des nach unten schauenden Hundes, da das Körpergewicht in dieser Yogastellung zu einem gewissen Grad durch die über dem Kopf gestreckten Arme gehalten wird.

Mit den Hüftgelenken die Beine in die richtige Position bringen

Die Formulierung "rolle die Oberschenkel nach innen" beschreibt eine Möglichkeit, die Beine in den Hüftgelenkspfannen richtig zu positionieren. Deshalb ist diese Anweisung sehr häufig in diesem Buch zu finden. Wir rollen die Oberschenkel gerne nach außen, wenn wir uns sehr anstrengen, eine Yogastellung zu halten. Diese Angewohnheit verursacht Druck auf das Kreuzbein, verhindert die Öffnung des Beckens und verhindert die richtige Lage der Beine in den Hüftgelenken. Wenn wir die Oberschenkel stattdessen nach innen rollen, wirken wir dieser Tendenz entgegen.

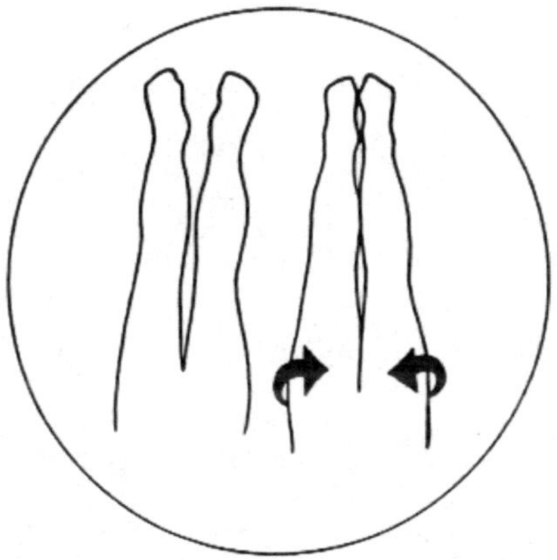

Wie man ein Gefühl für die richtige Position der Beine bekommt

Begib dich in die Rückenlage und strecke deine Beine gerade aus, die Beine berühren sich. Rolle die Oberschenkel nun soweit zueinander hin, bis die Innenseiten der Beine gegeneinander drücken und sie parallel ausgerichtet sind. Diese Innenrotation der Beine in den Hüftgelenken hat eine weitende Wirkung auf den Bereich um das Kreuzbein herum und schafft somit eine breitere Basis zur Unterstützung des Beckens.

Es empfiehlt sich, einen Yogablock aus Schaumstoff oder Kork zwischen den Oberschenkeln zu halten, um sich die Gewohnheit abzutrainieren, die Gesäßmuskeln während einer schwierigen Yogahaltung zusammenzuziehen und das Kreuzbein dadurch zusammenzudrücken. Dieses Hilfsmittel wird dich daran erinnern, deine Oberschenkelknochen nach innen zu rollen.

Wie du in deine Yogahaltungen hineinwachsen kannst

Wenn du erst einmal ein gutes Verständnis für den Atem und die Bandhas entwickelt hast, wirst du entdecken, dass in allen Yogahaltungen dieselben grundsätzlichen Techniken in Bezug auf die Körpergesetze Anwendung finden. Wenn du diese Techniken richtig nutzt, baust du einen inneren Rahmen auf, um den herum sich die jeweilige Yogahaltung dann entwickeln kann. Dies geschieht auf eine stützende und haltende Weise und erlaubt dir, allmählich in die vollständige und korrekte Yogahaltung hineinzuwachsen, gemäß deiner sich entwickelnden Körperkräfte.

1. Wende Wurzel- und Nackenschleuse an, um die Wirbelsäule zu schützen und sie gestreckt zu halten.

2. Baue für die jeweilige Yogahaltung eine Wurzellinie auf, so dass du mit der Erdanziehungskraft und deren wieder nach oben gerichteten Kraft arbeiten kannst.

3. Setze deine Schultern und Hüften ein, um die Flexibilität des Kreuzbeins und der Brustwirbelsäule zu erhöhen.

4. Atme tief und vollständig ein und aus, so dass du den Atem nutzen kannst, um dich sanft von innen heraus in eine Yogastellung hineinzustrecken.

Führe die Körperbewegungen mit Hingabe aus. Alle Übungen, bei denen du dich nach vorne beugst, haben Wertschätzung und Hingabe zum Thema. Dein Kopf ergibt sich deinem Herzen und du gibst dich deinem höheren Selbst hin.

Vorwärtsbeugungen

Die richtige Ausübung von Wurzel- und Nackenschleuse ist Grundvoraussetzung für die korrekte Ausführung einer Vorwärtsbeugung. Dein Oberkörper kann bei der richtigen Ausübung der Bandhas wie eine feste Einheit agieren, die ihren Drehpunkt in den Hüftgelenken hat. Die Beinhaltung ist hierbei stabil und die Hüftgelenke fungieren als Scharniere zwischen der oberen und unteren Hälfte deines Körpers.

Wenn du dich ausschließlich aus deinen Hüftgelenken heraus nach vorne beugst, kann dein Oberkörper aufgerichtet bleiben und du kannst die Bandhas gut ausüben. Dein Herzzentrum bleibt geöffnet, deine Lungen werden nicht zusammengedrückt und du kannst dich so von deinem Atem zu größerer Flexibilität hinführen lassen.

Zeichne mit deinen Fingerspitzen eine imaginäre, horizontale Linie vom Nabelpunkt (Achtung: nicht vom Bauchnabel, siehe Seite 12) hin zu deinen Hüftknochen. Dies ist die Linie, von der aus du dich vorbeugst, hier befindet sich der Drehpunkt für die Vorwärtsbeugungen.

Vorwärtsbeugungen im Stehen

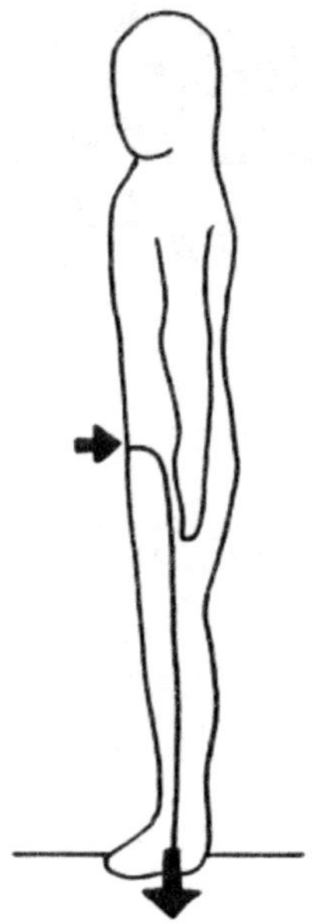

Ausgangsposition ist die Standhaltung, deine Füße befinden sich ein bis zwei Fäuste weit voneinander entfernt. Spanne Mulbandh an. Verwurzele dich vom Nabelpunkt aus und durch deine Füße hindurch mit dem Boden. Hebe deinen Brustkorb und wende die Nackenschleuse an. So stabilisierst du deinen Oberkörper und verbindest ihn mit der Wurzellinie.

Stelle dir vor, dass der Zug am Nabelpunkt so stark ist, dass er die vordere und die innenseitige Muskulatur deiner Oberschenkel mit einbezieht. Ziehe zudem mit Hilfe der Oberschenkelmuskulatur deine Kniescheiben nach oben. Durch die aktive Mitarbeit der vorderen Oberschenkelmuskulatur wird der Tonus der rückwärtigen Oberschenkelmuskeln, die mit den Kapsel- und Bandstrukturen des Knies verbunden sind, verringert. Deren Entspannung reduziert das Risiko, die Knierückseiten zu überdehnen. Drehe deine Oberschenkel leicht nach innen, um das Kreuzbein zu weiten und dessen Kompression zu vermeiden. Weite mit einem tiefen Atemzug auch deine Rippen. Atme aus und beuge dich vom oben beschriebenen Drehpunkt aus vor.

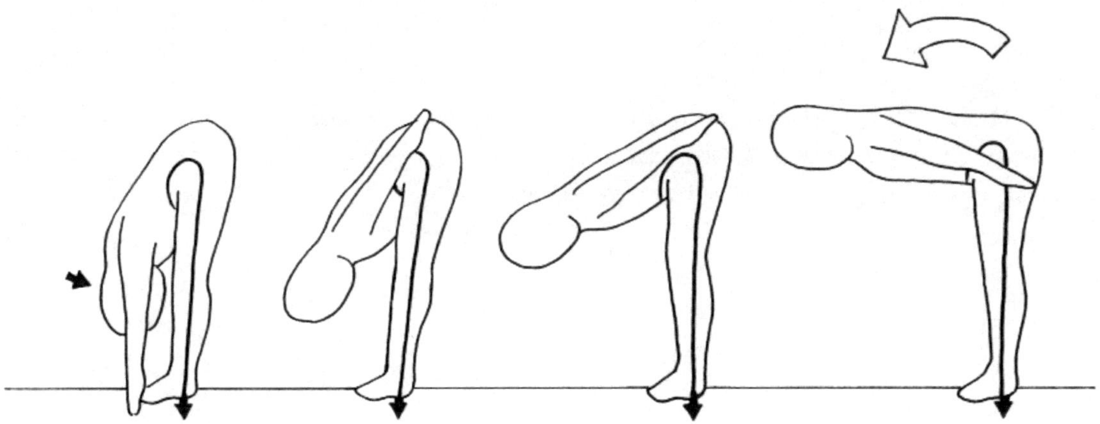

Durch diese Beugung aus den Hüftgelenken heraus hältst du die Verbindung zu der Wurzellinie und wendest gleichzeitig die Bandhas an.

An einem bestimmten Punkt der Beugung wird sich dein Rumpf parallel zum Boden befinden. In diesem Moment weist dein Kopf in die eine und deine Sitzbeinhöcker in die entgegengesetzte Richtung. Beuge dich von diesem Punkt aus nur so weit vor, wie es dir möglich ist, ohne dabei deinen Rücken zu runden oder deinen Brustkorb zusammenzudrücken. Lasse deinen Kopf erst am Ende des Ausatmens nach vorne sinken.

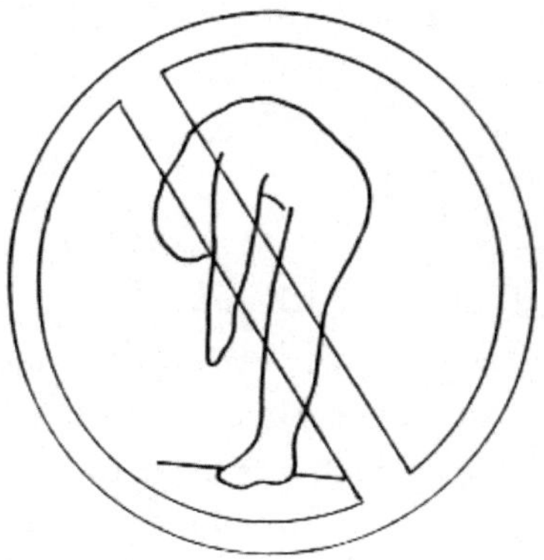

Gewöhne es dir ab, bei der Vorwärtsbeugung den Rücken zu runden und den Kopf gegen das Brustbein zu drücken. Hierdurch wird der freie Fluss der Atmung behindert und du vermagst die Körperregionen, die mittels der jeweiligen Übung eigentlich gedehnt werden sollen, nicht zu öffnen. Es ist besser, in Kauf zu nehmen, dich nicht so weit, dafür aber korrekt nach vorne zu beugen. Mehr Flexibilität entwickelst du durch regelmäßiges Üben.

Wenn du unter einem chronisch runden Rücken leidest, der seine Ursache u.a. in einer jahrelangen falschen Atemweise hat, wird deine Wirbelsäule nun nicht augenblicklich vollkommen gerade sein, wenn du dich nach vorne beugst. Sei geduldig mit dir. Durch regelmäßiges und richtiges Üben kannst du erreichen, den Rücken während des Vorwärtsbeugens gerade zu halten. Versuche nicht, ein bestimmtes Resultat zu erzwingen, da dies nur zu Verletzungen führt.

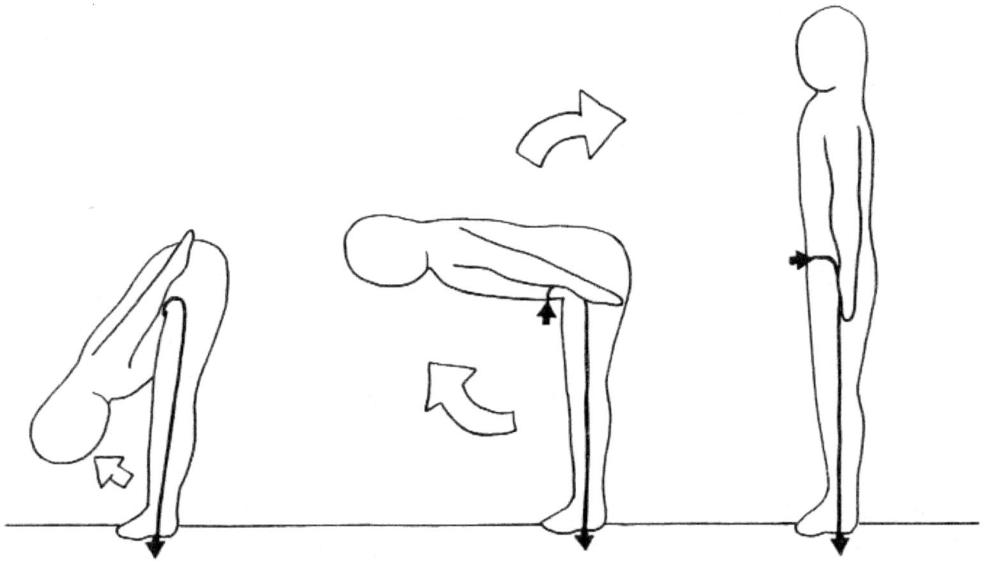

Wie du dich wieder aufrichtest:
Hebe sanft die Brust und den Kopf an. Ziehe dabei deine Schultern ein wenig zurück und nach unten. Drehe deine Oberschenkel nach innen und schütze so dein Kreuzbein. Atme ein und ziehe den Nabelpunkt nach innen. Setze die Wurzellinie ein, um deine Füße in den Boden zu drücken. Indem du dein Gewicht in den Boden drückst, kannst du die aufsteigende Kraft nutzen und dich von ihr nach oben tragen lassen. Lasse deine Beine die Arbeit, dich aufzurichten, erledigen, nicht deinen Rücken. Das wird sich anfühlen, als würdest du quasi in die aufrechte Haltung hineinfließen, während sich die Rippen mit der Einatmung weiten.

Vorwärtsbeugungen dienen dazu, die rückwärtige Oberschenkelmuskulatur zu dehnen. Diese Muskeln haben ihren Ursprung an den Sitzbeinhöckern (den hervorstehenden Knochen am Beckengrund), bilden die hinteren Anteile der Oberschenkel und setzen gerade über den Knien an. Diese zweiköpfigen Oberschenkelmuskeln bestimmen das Ausmaß und die Beweglichkeit deiner Beugung, da sie die Vorwärtsdrehung des Beckens in den Hüftgelenken je nach Dehnungsgrad mehr oder weniger limitieren. Wenn du in der Vorwärtsbeugung die Wirbelsäule rundest, um so die Illusion zu schaffen, du könntest dich sehr weit nach vorne beugen, wirst du den Brustbereich zusammendrücken, aber die zweiköpfigen Oberschenkelmuskeln nicht dehnen und deine Yogaposition kann sich nicht wirklich weiter entwickeln. Wenn du dich indes korrekt aus den Hüftgelenken nach vorne beugst, werden diese rückseitigen Oberschenkelmuskeln gestreckt. So erhöht sich die Beweglichkeit in deinen Vorwärtsbeugungen, obwohl die Beugung zunächst nicht sehr tief zu sein scheint.

Vorwärtsbeugungen im Sitzen

Bei Vorwärtsbeugungen im Sitzen gelten die gleichen Regeln wie bei jenen im Stehen. Nacken- und Wurzelschleuse anwendend, wird die Wurzellinie kreiert und der gesamte Oberkörper beugt sich als feste Einheit vor. Die Drehpunkte der Beugung sind die Hüftgelenke. Probleme ergeben sich, wenn die rückseitigen, zweiköpfigen Oberschenkelmuskeln sehr fest sind, weil das Becken dann nur wenig in den Hüftgelenken rotieren kann.

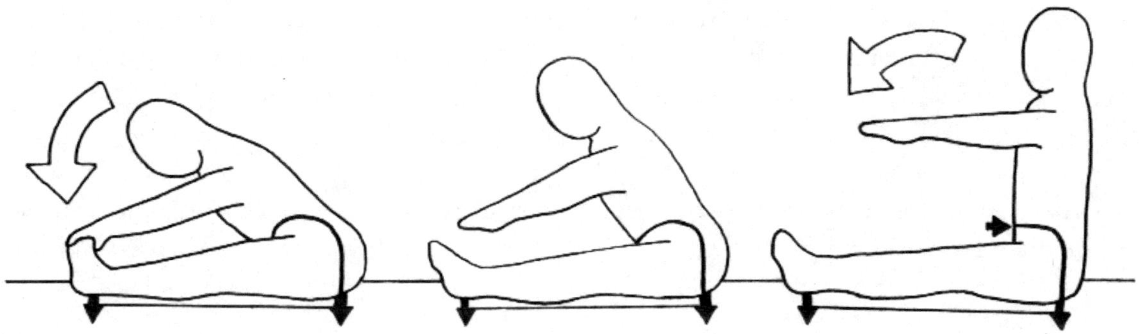

Sitze auf den Sitzbeinhöckern und strecke deine Beine gerade vor dir aus (wenn du dich nicht auf deinen Sitzbeinhöckern ausbalancieren kannst, dann setze dich auf eine gefaltete Decke, wie auf Seite 35 beschrieben).

Atme ein. Ziehe deinen Nabelpunkt nach innen und verwurzele dich durch die Sitzbeinhöcker hindurch im Boden. Stelle dir vor, dass die Wurzellinie sich bis in deine Beine hinein ausbreitet. Hebe den Brustkorb an und ziehe das Kinn ein. Rolle die Oberschenkel nach innen, um das Kreuzbein zu schützen.

Beuge dich mit der Ausatmung aus dem Drehpunkt im Hüftgelenk nach vorne und ergreife die Füße mit den Händen. Bleibe nach vorne gestreckt und atme langsam und tief. Ziehe die Kniescheiben nach oben, um ein Entspannen der rückwärtigen Beinmuskeln zu unterstützen.

Wenn du die Füße mit den Händen bei geradem Rücken nicht erreichen kannst, dann verwende einen Yoga-Gurt, um die Reichweite der Arme zu erhöhen.

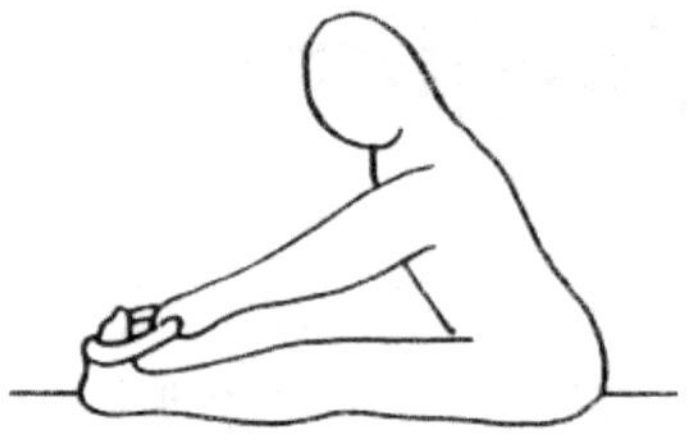

Versuche nicht, dich mit Macht nach unten zu zerren, denn die Schwerkraft wird dich auf natürliche Weise nach unten ziehen, wenn du deinen Rücken streckst und entspannst. Richte deine Aufmerksamkeit darauf, deine Wirbelsäule gerade zu halten und dich von den Hüftgelenken her vorzubeugen. Ziehe mit den Händen und Armen so an deinen Füßen, als wolltest du die Beine regelrecht in deine Hüften hineinschieben. So bleiben die Beinknochen in einer Linie mit den Hüftgelenkspfannen und diese Verankerung ermöglicht dir, den Rücken noch länger zu machen.

Stelle sicher, dass deine Wirbelsäule in ganzer Länge gestreckt und gerade ausgerichtet ist. Sorge dich nicht darum, wie weit du dich nach unten beugen kannst. Es ist nicht erstrebenswert, mit dem Kopf die Knie berühren zu wollen, wenn dies nur zu dem Preis, dafür die Brust zu krümmen und dein Herz zusammenzudrücken, möglich ist.

Atme ein, um dich aus der Vorwärtsbeugung wieder in eine aufrechte Sitzhaltung zu begeben. Drücke dabei die Beine und die Sitzbeinhöcker in den Boden, um die Hebelwirkung auf das Anheben des Oberkörpers zu verstärken. Bleibe mit dem Boden unter dir verwurzelt und hebe den Oberkörper als eine feste Einheit empor. Drücke die Beinmuskeln gegen den Boden und lasse dich quasi emporheben, genau wie aus einer Vorwärtsbeugung im Stehen heraus.

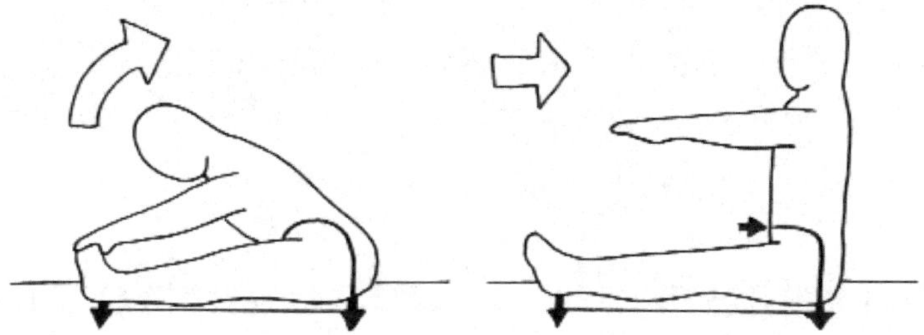

Vorwärtsbeugungen mit gespreizten Beinen

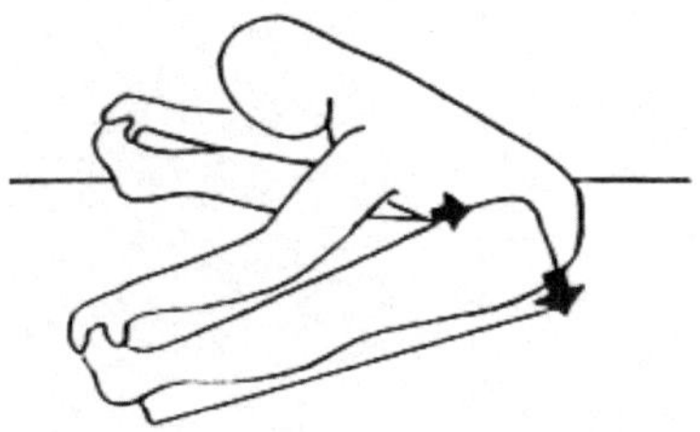

Balanciere dich auf deinen Sitzbeinhöckern aus und spreize deine Beine so weit auseinander wie möglich. Ergreife die Großzehe je eines Fußes. Spanne Mulbandh an und baue eine Wurzellinie auf, die durch die Sitzbeinhöcker hinein und entlang der Beinrückseiten wieder hinaus führt. Ziehe deine Kniescheiben hoch.

Atme ein und drücke dein Gewicht nach unten in die Wurzellinie hinein, während du gleichzeitig den Brustkorb anhebst und das Kinn einziehst, um so deinen Oberkörper zu festigen und deine Wirbelsäule gerade zu halten. Ziehe mit den Händen so an deinen Füßen, als wolltest du die Beine in die Hüften hineinschieben.

Atme aus, halte deinen Rücken gerade und beuge dich aus den Hüftgelenken heraus vor, soweit wie möglich, ohne deinen Rücken dabei zu krümmen. Wende durchgehend die Nacken- und die Wurzelschleuse an und konzentriere dich auf die Atmung. Erlaube der Schwerkraft, deinen Oberkörper auf sanfte Weise in Richtung deiner Beine zu ziehen.
Atme nach einer dir angemessenen Zeit ein und ziehe den Nabelpunkt nach innen, drücke deine Beine gegen den Boden und lasse dich quasi in die aufrechte Position emporheben.

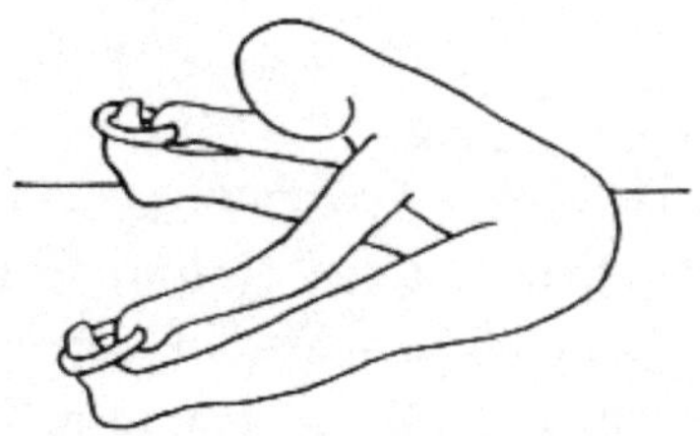

Wenn du deine Füße mit geradem Rücken nicht erreichen kannst, dann benutze Yogagurte, um die Reichweite deiner Arme zu vergrößern.

Beugungen aus der Rückenlage heraus

Wenn du auf dem Rücken liegst und deine Beine anhebst, dann arbeitet der Beckendrehpunkt auf eine etwas andere Weise, als wenn du dich aus dem Stehen oder Sitzen heraus nach vorne beugen würdest. Jetzt bleibt der Oberkörper stabil, während sich die Beine in den Hüftgelenken drehen.

Wie man die Beine anhebt

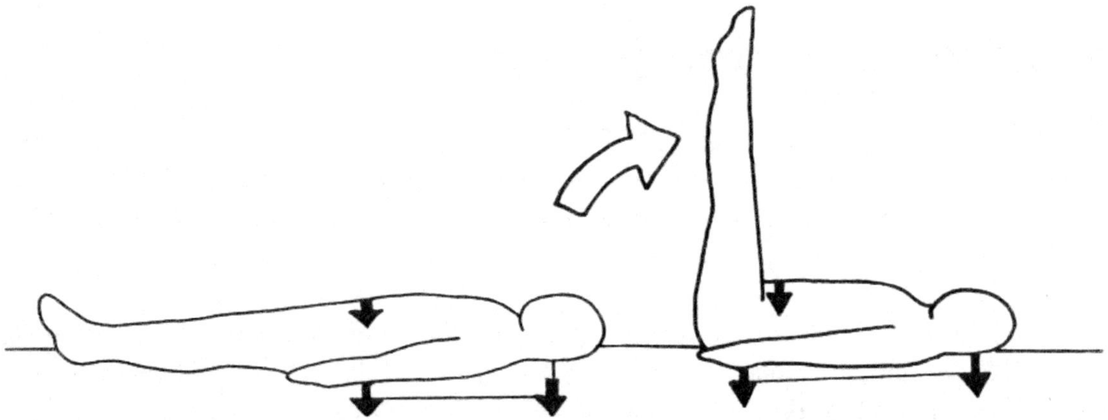

Ein Heben und Senken der Beine um 90° von der Unterlage entspricht, bezogen auf die Drehpunkte in den Hüftgelenken, einer dynamischen Form der Vorwärtsbeugung. Nimm die Rückenlage ein, verwurzele deinen unteren Rücken mit dem Boden und lasse die Wurzellinie sich auch in deinen Oberkörper hinein ausbreiten. Wende die Wurzelschleuse an, um den unteren Rücken und das Kreuzbein mit dem Boden zu verankern. Hebe das Brustbein an und stabilisiere deinen Nacken mit Hilfe der Nackenschleuse. Drücke die so geschaffene Wurzellinie in den Boden hinein, um die Hebelwirkung für das Anheben der Beine zu verstärken. Dann atme ein und hebe die Beine.

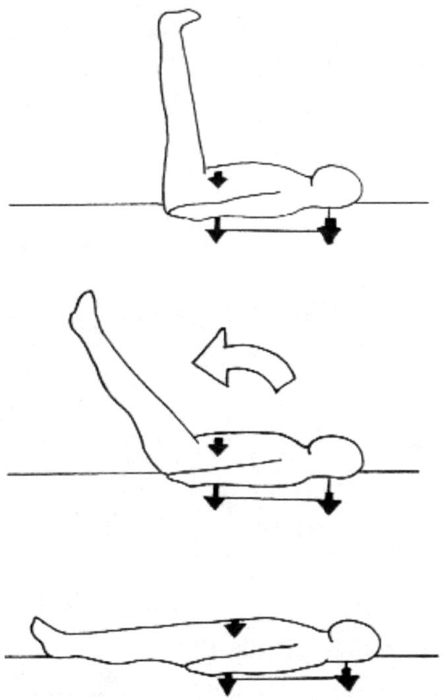

Kontrolliere die richtige Ausübung deiner Bandhas, bevor du die Beine wieder senkst. Mit der Ausatmung drücke den unteren Rücken mit Hilfe des angespannten Nabelpunktes in den Boden. Dies ist wichtig, um das Absenken der Beine zu verlangsamen, ohne gleichzeitig die Wurzellinie zu verlieren. Dein Oberkörper bildet das Gegengewicht zu dem Gewicht der Beine, während du sie senkst.

Ein weit verbreiteter Fehler beim Anheben der Beine ist, den Nacken einzusetzen, um die Beine nach oben zu hebeln. Das geschieht meist dann, wenn die Wurzellinie zuvor verloren gegangen ist. Der Kopf wird nach hinten gebogen in dem Versuch, den Hinterkopf mit dem Boden zu verankern, um das Durchbiegen des unteren Rückens wieder wettzumachen. Wenn sich erst ein Bogen im unteren Rücken gebildet hat, führt dies als Ausgleich zu einem weiteren Bogen im Nacken. Dies hat eine belastende Wirkung auf den Nacken und unteren Rücken und kann Schmerzen verursachen.

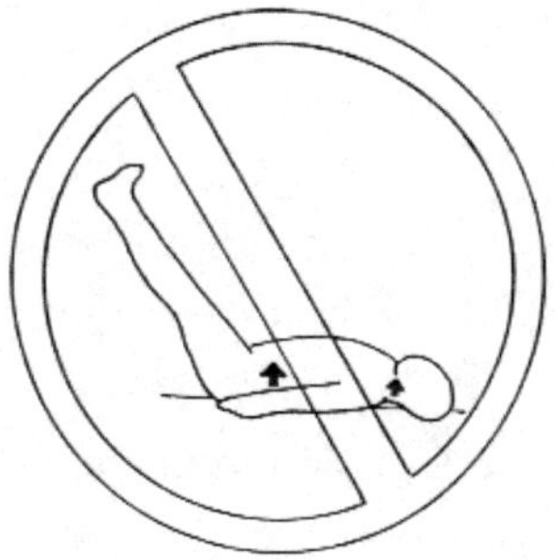

Durch ein Platzieren der Hände unter dem Gesäß kannst du dir helfen, eine fest verwurzelte Verbindung zwischen unterem Rücken und dem Boden zu erhalten.

Das Halten der Füße in der Rückenlage

Eine andere Möglichkeit der Vorwärtsbeugung aus den Hüftgelenken heraus ist das gerade Anheben eines oder beider Beine und Ergreifen des oder der Füße oder Beine aus der Rückenlage heraus.

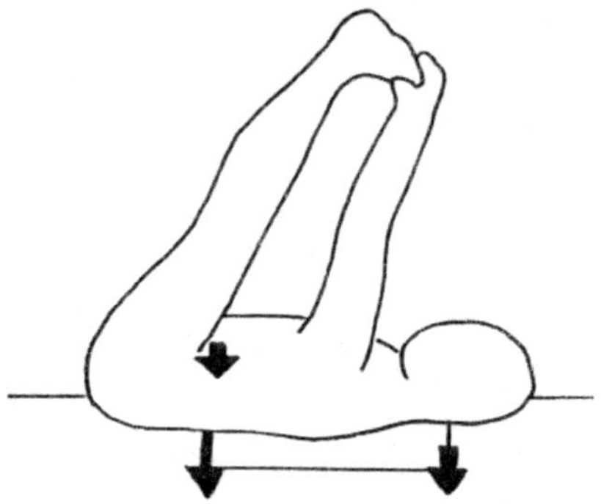

Es werden die gleichen Techniken angewandt wie bei den vorher beschriebenen Vorwärtsbeugungen. Lege dich also auf den Rücken, ziehe den Nabelpunkt ein und drücke den unteren Rücken in den Boden. In dieser Haltung lasse die Wurzellinie sich in deinem oberen Rücken ausbreiten. Hebe deine Beine bis in einen 90°-Winkel an. Drehe die Oberschenkel leicht nach innen, um das Kreuzbein zu weiten und ziehe die Kniescheiben in Richtung Hüften, um die rückwärtige Oberschenkelmuskulatur zu entspannen.

Ergreife deine Füße und ziehe die Beine mit Hilfe der Arme zurück in die Hüftgelenke. Dies bewirkt eine Rückwärtsdrehung der Oberschenkelköpfe in den Hüftgelenkspfannen. Wenn du einfach nur die Beine in Richtung Kopf ziehst, riskierst du eine Verletzung der rückseitigen, zweiköpfigen Oberschenkelmuskeln.

Dein Ziel ist eine Neuordnung der Position des Beinknochens im Hüftgelenk, so dass dieses sich öffnen, das Bein freigeben und letzteres sich in Richtung Kopf bewegen kann.

Die Berücksichtigung des Aufbaus der Hüftgelenke und dessen Integration in die Körperarbeit ermöglicht eine außerordentliche Flexibilität in allen möglichen Arten von Vorwärtsbeugungen.

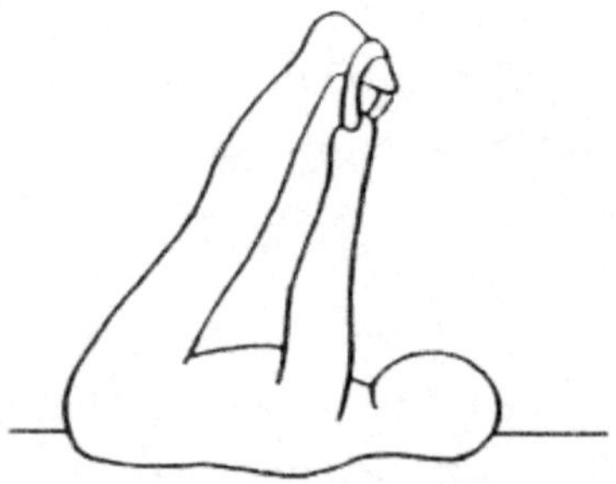

Benutze Yogagurte zur Erhöhung deiner Reichweite, wenn du die Füße sonst nur mit angehobenem Rücken oder gebeugten Beinen ergreifen könntest.

Rückwärtsbeugungen

Jede Rückwärtsbeugung setzt eine sehr kraftvolle Wurzellinie voraus, die vom Nabelpunkt aus durch die Beine führt. Du musst kräftig genug sein, das Becken in der korrekten Rotation halten und mit den Beinen und Füßen fest durch die Wurzellinie hindurch in den Boden drücken zu können. Sind die Beine und die Wurzellinie hierfür nicht stark genug, dann ist es beinahe unmöglich, den Bereich des Körpers zu öffnen, den du beugen willst. Bei einer Schwäche der Beine verschiebt sich die Position des unteren Rückens und du kannst die Wurzellinie nicht halten. In diesem Falle ist es nicht mehr möglich, den mittleren Teil der Wirbelsäule zu biegen.

Wie man die Wurzellinie durch die Beine stärkt

Die Ausgangsposition für diese Übung ist der Fersensitz. Wende die Nacken- und die Wurzelschleuse an, um den Oberkörper zu festigen. Baue eine Wurzellinie auf, die durch Knie und Schienbeine in den Boden führt. Atme ein und drücke durch die Wurzellinie hindurch in den Boden hinein. Erhebe dich auf die Knie. Wenn die Ausübung deiner Bandhas kräftig genug ist, dann wirst du wie auf deine Knie gleiten, fast so, als würdest mittels einer Schnur, die am Scheitelpunkt deines Kopfes befestigt ist, nach oben gezogen werden. Der Oberkörper sollte sich während der gesamten Bewegung senkrecht zum Boden befinden. Deine Beine drehen sich in den Hüftgelenkspfannen, so dass der Körper sich ganz gerade erheben kann. Atme aus und halte deine Wirbelsäule in einer aufrechten Position, während du dich wieder in den Fersensitz begibst. Wenn du während der Abwärtsbewegung deine Bandhas verlierst, dann kannst du den Oberkörper nicht mehr senkrecht zum Boden halten.

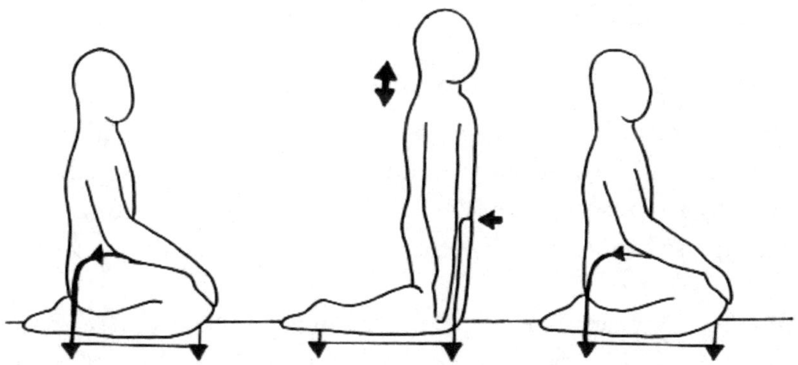

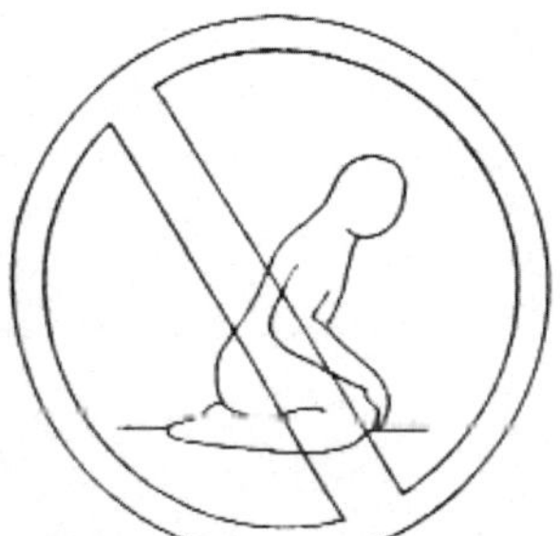

Beuge dich nicht vor, um dich auf diese Weise von deinem Gesäß abzustoßen, denn so stärkst du die verkehrten Muskeln.

Beckenhebungen

Begib dich für diese Übung in die Rückenlage. Beuge deine Knie und setze deine Füße flach auf dem Boden in der Nähe des Gesäßes auf, die Füße etwa zwei Fäuste von einander entfernt. Lege die Arme seitlich des Körpers ab, die Handflächen weisen zum Boden (umfasse dabei nur dann die Fußgelenke, wenn du während der Auf - und Abbewegungen des Beckens weder den Rücken komprimieren, noch die Gesäßmuskeln anspannen musst).

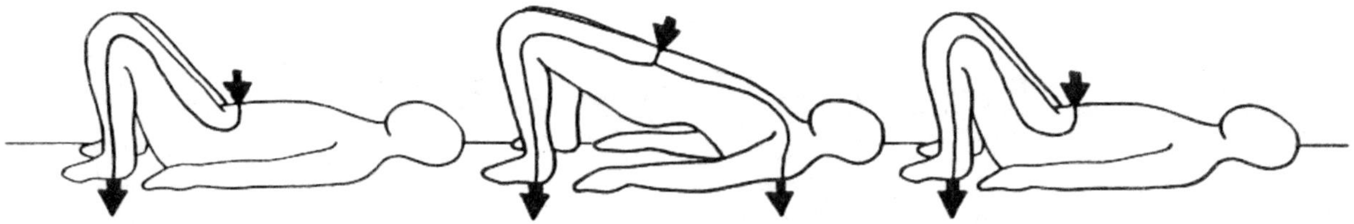

Atme ein. Ziehe den Nabelpunkt für die Ausübung der Wurzelschleuse nach innen und rotiere dein Becken. Während dieser Übung ist die Anwendung der Wurzelschleuse sehr wichtig und die Bewegung muss unbedingt durch den Nabelpunkt angeführt werden. Halte das Becken während der gesamten Übungsdauer in der Rotation, so dass du die Wirbelsäule heben oder und senken kannst, ohne Gefahr zu laufen, den unteren Rücken zu stauchen. Drehe das Steissbein nach innen indem du Mulbandh ziehst. Hebe den Rücken vom Steissbein bis zum Nacken behutsam Wirbel für Wirbel vom Boden ab.

Drehe die Oberschenkel leicht nach innen, während du das Becken anhebst und durch die Wurzellinie in die Füße hineindrückst; so bleiben die Beine parallel zueinander (indem du während dieser Übung einen Yogablock zwischen den Knien einklemmst und gleichzeitig die Wurzelschleuse ausübst, wirst du veranlasst, die Oberschenkel nach innen zu rollen, so dass sich der Kreuzbeinbereich öffnen kann).
Atme aus. Halte Mulbandh weiterhin angespannt und das Becken rotiert, wenn du es wieder zum Boden senkst.

Vermeide es, die Knie auseinander zu spreizen, da dann das Kreuzbein gestaucht und die Drehung des Beckens blockiert werden würde.

Rückwärtsbeugungen mit Unterstützung

Wie man ein Gefühl dafür bekommen kann, sich nach unten zu verwurzeln, die Brust anzuheben und den Kopf nach hinten zu entspannen

Für viele Yogaübende ist es unerlässlich, Rückwärtsbeugungen anfänglich in einer gestützten Weise zu praktizieren. Nur so ist es als Anfänger oder Anfängerin möglich, während der Beugung eine starke Wurzellinie aufrechterhalten.

Es empfiehlt sich, gestützte Rückwärtsbeugungen solange zu praktizieren, bis du genügend Kraft in deinem Nabelpunkt entwickelt hast, das Becken in der richtigen Stellung zu halten und durch die Wurzellinie Druck in den Boden auszuüben. Das korrekt ausgerichtete Becken hält den unteren Rücken in einer gestreckten und stabilisierten Position, während du die Brust anhebst und die Schulterblätter sinken lässt und so eine Öffnung des Brustkorbs bewirkst.
Der Bogen für eine Rückwärtsbeugung muss im mittleren Teil der Wirbelsäule aufgebaut werden, so dass man nicht Gefahr läuft, den unteren Rücken zu komprimieren (achte, wenn du dich zurückbeugst, darauf, dass dein Brustkorb empor gestreckt ist, so dass du deinen Kopf nach hinten sinken lassen kannst, ohne den Nacken zu komprimieren).

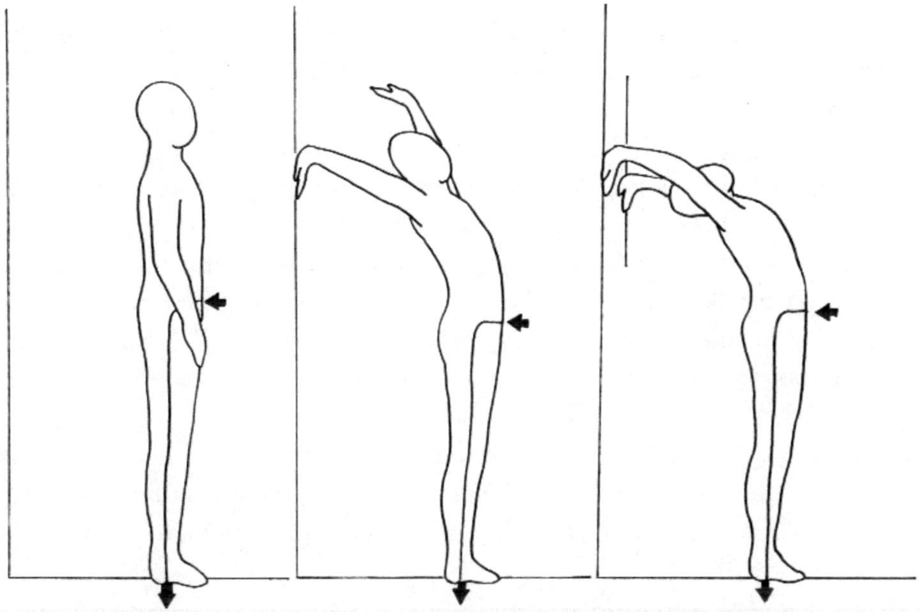

Stehe ca. 60 Zentimeter von der Wand entfernt mit dem Rücken zur ihr (während des Übens kannst du den Abstand auf die für dich sinnvolle Entfernung von der Wand korrigieren).

Wende die Wurzelschleuse an, um das Becken zu drehen, und baue eine Wurzellinie auf. Strecke die Arme über den Kopf nach hinten aus, bis du dich mit den Handflächen an der Wand abstützen kannst. Deine Finger zeigen in Richtung Fußboden. Halte weiterhin eine starke und gleichzeitig konstante Wurzelschleuse und dein Becken in der rotierten Position. Drehe die Oberschenkel leicht nach innen.

Sobald du die Wurzellinie aufgebaut hast, kannst du den Auftrieb der aufsteigenden Kraft nutzen, die Brust so hoch wie möglich anzuheben. Rolle die Achselhöhlen zueinander hin, und hebe mithilfe der Schulterblätter den Brustkorb. Vermeide ein Abweichen der Ellenbogen zur Seite hin. Halte diese Position für 1 Minute und atme dabei lang und tief.

Um aus dieser Position heraus zu kommen, gehe ein paar Schritte in Richtung Wand, bis du allmählich wieder gerade stehst. Dann beuge den Oberkörper langsam vor und lasse ihn einfach hängen oder nimm alternativ die Position des Nach unten schauenden Hundes ein - also eine Gegenhaltung, die den Rücken streckt.

Diese Übung erfordert besondere Aufmerksamkeit, um die Hüften und die Schulterblätter während der Übung geöffnet zu halten. Für viele Yogaübende ist es eine große Herausforderung, das Becken während der gesamten Übungsdauer gedreht zu halten. Dies ist aber wichtig, da das Kreuzbein nur so in Verlängerung mit der übrigen Wirbelsäule ausgerichtet bleiben kann:

Halte Mulbandh konstant angespannt, um die Kippstellung des Beckens aufrechtzuerhalten. Die außerordentliche Beweglichkeit der Lendenwirbelsäule verleitet leicht dazu, Mulbandh einfach loszulassen, den unteren Rücken zu beugen und so die korrekte Haltung zu verlassen. Wenn die Gesäßmuskeln verspannt sind, dann ist es noch schwerer, dem oben beschriebenen Druck zu widerstehen, denn eine feste Gesäßmuskulatur läuft der Drehung des Beckens zuwider.
Wir können dieser Tendenz durch ein leichtes Einwärtsrollen der Oberschenkel entgegenwirken, unterstützen so die Entspannung der Gesäßmuskeln und schützen durch diese Innenrotation das Kreuzbein (es ist aus diesem Grunde sehr hilfreich, einen Yogablock zwischen den Oberschenkeln zu platzieren und ihn dort zu halten, um sich während der Übung daran zu erinnern, die Oberschenkelknochen nach innen zu drehen).

Die Herausforderung im Schulterbereich besteht darin, die Achselhöhlen während der gesamten Übungsdauer zueinander hin gerollt zu belassen, um so die Ellenbogen daran hindern, sich nach außen zu den Seiten hin zu bewegen. Denn durch ein solches seitliches Driften der Ellenbogen würden die Arme aus ihrer parallelen Ausrichtung gezogen und die Schulterblätter wären damit blockiert. Dies wiederum würde ein Anheben des Brustkorbes quasi unmöglich machen.

Beginne die Übung also mit gebeugten Ellenbogen, halte die Unterarme parallel zueinander und die Schultern geweitet. Achte darauf, dass der Bereich zwischen den Schulterblättern weit bleibt, wenn du den Brustkorb streckst und deine Arme durchzudrücken beginnst.
Während du dich auf den Schulterbereich konzentrierst, spanne weiterhin bewusst Mulbandh an, um den unteren Rücken geweitet zu halten.
So wird das Einknicken im unteren Rücken und damit Druck auf die Wirbelsäule vermieden (sollte es dir schwer fallen, die Arme während der Übung parallel zueinander zu halten, benutze einen Yogagurt, den du lose um die Oberarme schlingst).

Die Kamelposition

In der Kamelposition kommen alle Fertigkeiten zur Anwendung, die du auch für die Ausübung der meisten anderen Rückwärtsbeugungen benötigst.
Der wichtigste Aspekt für die Kamelposition ist die Verwurzelung. Sie verläuft von deinem Nabelpunkt aus durch deine Knie hindurch bis in die Fußrücken hinein. Die Verwurzelung muss sehr stark sein, damit du dich sicher in diese Position hinein biegen kannst.

Ausgangsposition ist der Fersensitz. Setze die Wurzellinie ein, um die Fußrücken in den Boden zu drücken. Nun hebe dich auf die Knie und drücke gleichzeitig durch die Wurzellinie in den Boden hinein, um die Hebelkraft zu nutzen, so dass du die Brust optimal empor und heraus strecken kannst. Hebe den Brustbereich so hoch wie nur möglich, bevor du dich zurücklehnst und dich in die Kamelposition begibst. Sinnbild hierfür ist ein sich ‚hinein in den Boden drücken und hinauf in den Himmel strecken'. Drücke Zehen und Fußrücken fest in den Boden hinein, um den Brustkorb anzuheben.
Baue diesen entgegen gesetzten Druck weiter auf, mit dem du deinen unteren Körper gegen den Boden presst, während du den Brustkorb nach oben wölbst. Die Oberschenkel müssen senkrecht ausgerichtet sein, während du dich in der Kamelposition befindest.

Ist die Brust so weit wie möglich durchgebogen, dann ziehe das Kinn ein, um Hals und die obere Wirbelsäule miteinander zu verbinden. Atme aus, halte die Wurzelschleuse und achte darauf, den Brustkorb weiterhin vorzustrecken, während du mit den Händen nach hinten langst, um deine Fersen zu umfassen. Lasse den Kopf soweit nach hinten sinken wie es dir möglich ist, ohne dass die Verbindung zu dem gebogenen Rücken verloren geht oder der Nacken komprimiert wird.

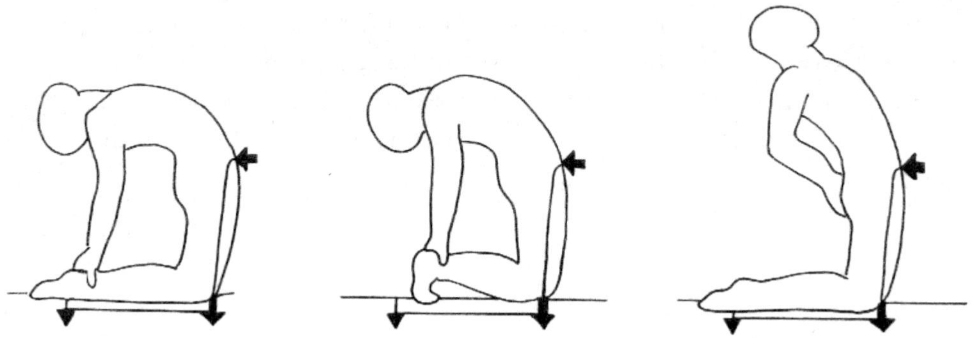

Es gibt verschiedene Techniken, die dich unterstützen können, die Kamelposition richtig einzunehmen. Du kannst dich nach hinten beugen und deine Fersen umfassen, während deine Fußrücken flach auf dem Boden aufliegen. Das ist die klassische Stellung. Du kannst die Zehen aufstellen und dadurch deine Fersen anheben. Balanciere deinen Körper zwischen den Zehen und Knien aus. Der geringere Abstand zwischen Händen und Fersen erleichtert die Übung. Alternativ kannst du die Rückwärtsbeugung ausführen, indem du die Hände unterstützend hinten auf die Hüften platzierst. Praktiziere in jedem Fall nur die Form der Kamelposition, die du mit intakten Bandhas ausführen kannst. Löse keinesfalls die Wurzellinie, während du dich in der Kamelposition befindest.

Du kannst die Kamelposition auch mit Hilfe einer Wand üben, um auf diese Weise ein Gefühl für die korrekte Stellung zu bekommen. Knie dich dazu nahe an eine freie Wand, den Oberkörper zur Wand hin ausgerichtet. Die Knie sind in einem Abstand von zwei Fäusten zueinander und berühren die Wand. Nimm nun die Kamelposition ein und drücke durch deine Wurzellinie, vom Nabelpunkt ausgehend, zu den Knien hinunter. Schiebe gleichzeitig die Hüften gegen die Wand. Kreiere eine senkrechte Linie, die von den Hüften zu den Knien hin verläuft.

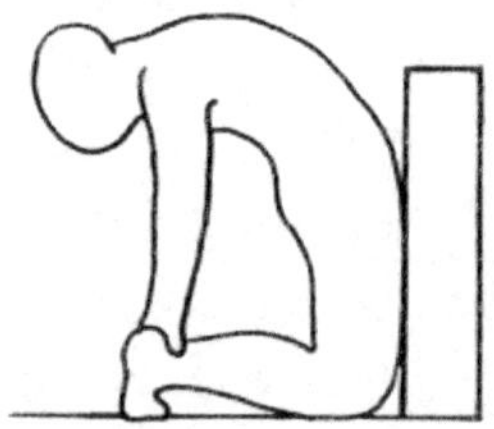

Ziel aller Yogastellungen, in denen wir uns rückwärts beugen, ist, das Herzzentrum, den Brustkorb und die Brustwirbelsäule zu öffnen. Dieser Bereich ist nicht besonders beweglich, bedarf aber in besonderem Maße der Dehnung. Wenn wir bei einer Rückwärtsbeugung diesen Bereich nicht in die Übung mit einbeziehen, führt dies zu Stauchungen in den flexibleren Abschnitten der Hals- und Lendenwirbelsäule. Es ist nicht entscheidend, wie weit und tief wir uns nach hinten beugen. Essentiell für die richtige Ausführung der Übung ist, wie gut wir den oberen Rücken zu strecken und die Brust zu öffnen vermögen.

Der nach oben schauende Hund

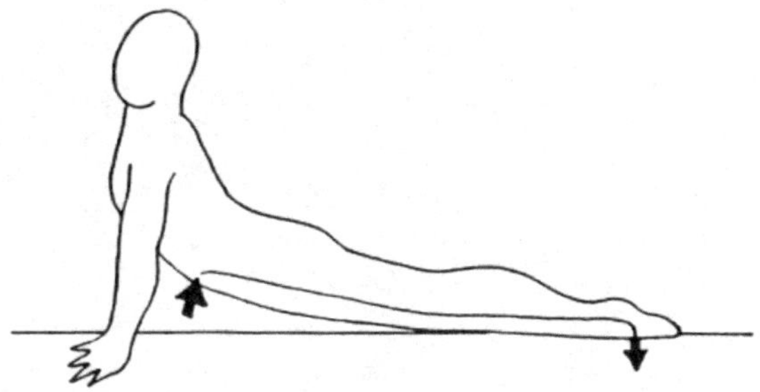

Ausgangsposition für diese Übung ist die Bauchlage. Die Hände befinden sich unter den Schultern und die Fußrücken ruhen entspannt auf dem Boden. Rolle die Oberschenkel nach innen, so dass sich die Fußinnenseiten berühren. Wende die Wurzelschleuse an, rotiere das Becken, strecke die Wirbelsäule in einem Bogen nach oben und die Arme durch. Erhebe dich, bis du dich nur noch auf den Handflächen, Knien und Fußrücken abstützt und ausbalancierst.
Viele Yogaschüler und Yogaschülerinnen haben einen sehr verspannten Rücken, deshalb ist der nach oben schauende Hund eine geeignete Yogaübung, die sich zu studieren und sich anzueignen empfiehlt, bevor man sich an der Kobraposition versucht. In dieser Position befinden sich die Oberschenkel nicht am Boden, daher ist die Biegung des Rückens nicht so ausgeprägt wie bei der Kobra-Position. Achte darauf, die Brust nach oben zu biegen und die Schultern von den Ohren fort nach unten zu ziehen, während der untere Rücken durch starkes Mulbandh und ein nach-innen-Ziehen des Steißbeines lang und gestreckt bleibt.

Die Kobra-Position

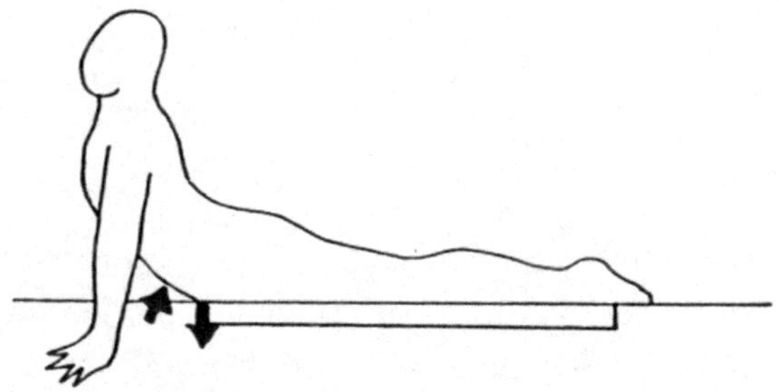

Komme wiederum in die Bauchlage mit den Händen unter den Schultern. Wende die Wurzelschleuse an, rotiere das Becken, verlängere den unteren Rücken und strecke den Oberkörper nach oben, während du die Arme streckst. Richte dich auf, bis du dich auf den Handflächen und oberen Enden der Oberschenkel abstützt und ausbalancierst.

Rolle die Vorderseiten der Oberschenkel zueinander hin, so dass dein Kreuzbein geschützt ist und deine Füsse einander berühren (ein zwischen den Oberschenkeln platzierter Yogablock ist hilfreich, da so die Oberschenkel zusammengedrückt werden müssen, um den Block zwischen den Schenkeln zu halten. Dies erschwert ein Komprimieren des Kreuzbeines bei der Rückwärtsbeugung).

Die Wurzellinie der Kobraposition verläuft direkt vom Nabelpunkt aus in den Boden hinein. Ziehe die Schulterblätter nach unten, so dass sie einen Hebel darstellen, der das Anheben des Brustkorbes unterstützt. Strecke nun die Arme, jedoch nur so weit wie es dir möglich ist, ohne dass du deinen unteren Rücken komprimierst. Halte deine Ellenbogen während der gesamten Übungsdauer seitlich am Körper und lasse sie nicht nach außen driften.

Die Königskobra

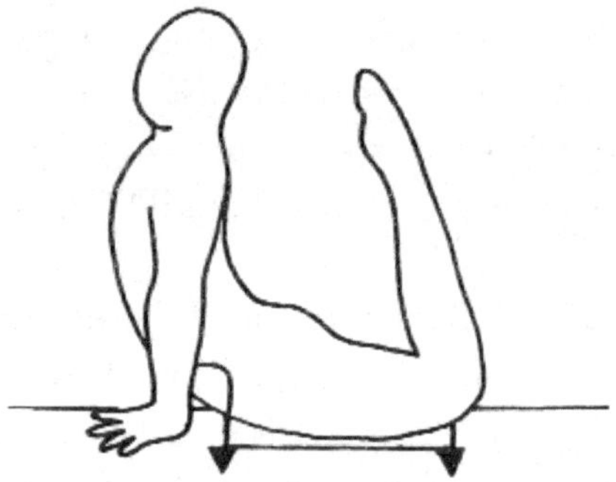

Die Königskobra ist eine Variante der Kobraposition, in der die Unterschenkel in den Kniegelenken angewinkelt und in Richtung Scheitelpunkt des Kopfes gestreckt werden. Dies macht die Königskobra zu einer recht herausfordernden Yogaposition. Baue also eine stabile Wurzellinie auf und hebe deine Brust ganz an, bevor du versuchst, deinen Kopf nach hinten zu deinen Füßen hin zu entspannen. Du musst eine starke innere Stütze beibehalten, um ein in sich Zusammensinken deines Nackens zu vermeiden.

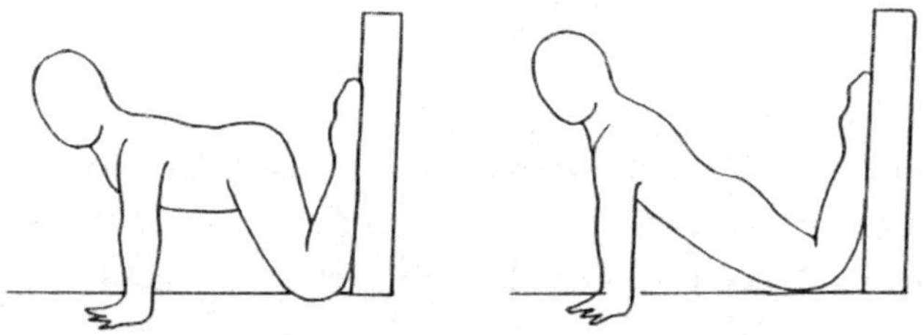

Oft ist es hilfreicher, eine Wand zur Unterstützung zu benutzen, um die Königskobra sicher einzunehmen und diese Position auch korrekt zu halten. Finde also eine geeignete Wand, begib dich auf die Hände und Knie und platziere deine Schienbeine gegen die Wand. Mit Hilfe deines Nabelpunktes rotiere dein Becken und hebe deinen Brustkorb an, während du gleichzeitig deine Hüften langsam zum Boden senkst. Du kannst die Intensität dieser Yogaposition dadurch kontrollieren, indem du die Hüften mehr oder weniger in Richtung Boden senkst (halte deine Ellenbogen während der gesamten Übungsdauer seitlich am Körper und achte darauf, dass sie nicht nach außen driften).

Die Königskobraposition ist eine Yogaposition, die eine erhebliche Offenheit des Herzzentrums, Brustkorbes und oberen Rückens erfordert.

Das Ausbalancieren des Körpers auf dem Becken

Alle Yogapositionen, bei denen Rumpf und Beine gleichzeitig vom Boden abgehoben werden, erfordern für ihre Ausübung den Einsatz eines starken Nabelpunktes und ein besonderes kräftiges Anspannen der Bandhas. Ebenso ist in diesen Haltungen eine kräftige Wurzellinie unerlässlich, damit die Beine angehoben werden können, ohne dass der Bereich um das Herz herum in sich zusammenfällt.

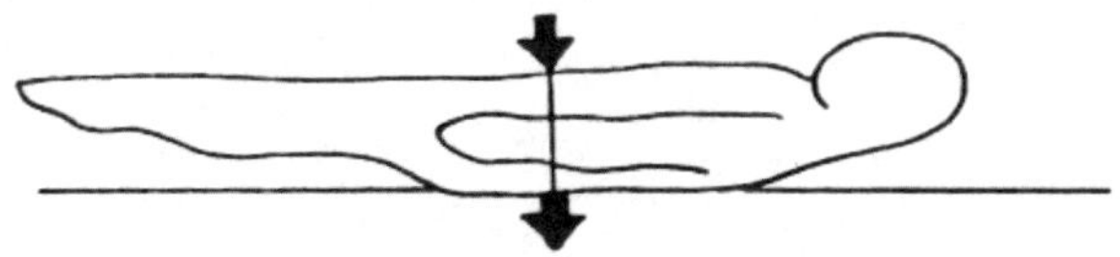

Die Streckposition (siehe Seite 16) ist hierfür ein klassisches Beispiel: In dieser Position muss unter Einsatz des Nabelpunktes der untere Rücken, während die Beine angehoben werden, kräftig gegen den Boden gedrückt werden. Nur so ist die nötige Unterstützung gegeben, um die Brust in die Nackenschleuse zu heben. Die Verwurzelung des Beckens bewirkt einen günstigen Hebel, das Gewicht in beide Richtungen gleichzeitig aufzunehmen.

Die Neigung um dreißig Grad

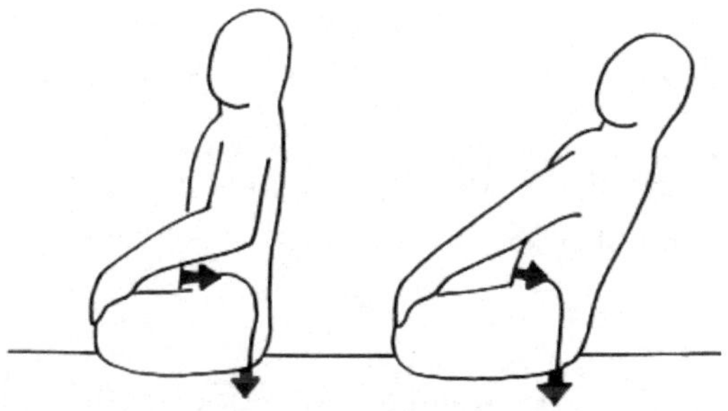

Die als "Neigung um 30 Grad" bezeichnete Yogaposition, welche auch unter der Übungsbeschreibung "lehne dich auf 60 Grad zurück" zu finden ist, erfordert eine massive Anwendung der Nacken- und der Wurzelschleuse, um diese Position einfach nur zu halten. Die Neigung um dreißig Grad ist eine klassische Übung zur Stärkung der so genannten ‚Kernmuskulatur'.

Sitze in der Einfachen Haltung und ziehe den Nabelpunkt nach innen, um eine Wurzellinie zu kreieren, die durch deine Sitzbeinhöcker hindurch führt. Halte deinen Oberkörper gerade, strecke dein Brustbein vor, wende die Nackenschleuse an und lehne dich um dreißig Grad zurück. Bewege deinen Rumpf aus den Hüftgelenken heraus als eine Einheit nach hinten, halte dabei den Bodenkontakt deiner Beine aufrecht.

Sobald du dich unter Anwendung der Nacken- und Wurzelschleuse in dieser Position stabilisiert hast, fokussiere deine Aufmerksamkeit auf die Ausdehnung und das Zusammenziehen deines Brustkorbes während der Ein- und Ausatmung, deine ‚Flügel' mit jedem Atemzug öffnend.

Die Boot-Haltung (Beine und Rumpf befinden sich im 60°-Winkel)

Sitze mit ausgestreckten Beinen, wende die Wurzelschleuse an und verankere das Becken. Wende nun auch die Nackenschleuse an und lehne deinen Rumpf um dreißig Grad zurück, dann hebe deine Beine hoch bis in einen 60°-Winkel.

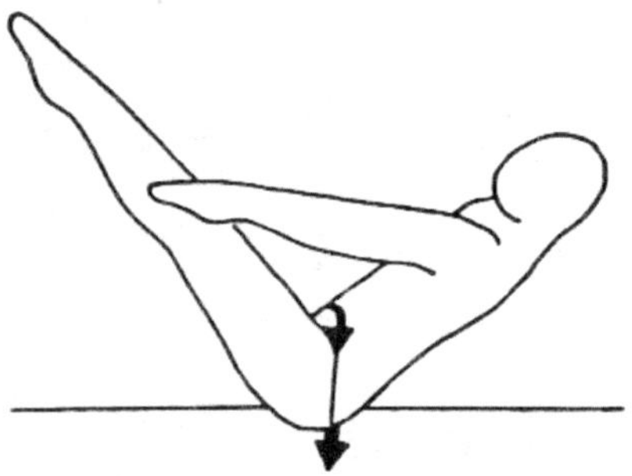

Eine kräftige Wurzel- und Nackenschleuse erlauben deinem Rumpf, ein Gegengewicht zu deinen Beinen zu bilden. Die wesentlichen Aspekte sind, verwurzelt und im Brustbereich geöffnet zu bleiben. Sobald die Wurzel- und Nackenschleuse komplett in der Übung etabliert sind, halte den Brustkorb angehoben und den Bereich um dein Herz geöffnet. Gib deine Herzlinie niemals für den bloßen Anschein der Aufrechterhaltung einer Yogaposition auf. Es ist von sehr geringem Nutzen, seine Beine zwar gerade zu halten, dafür jedoch seine Herzlinie in sich zusammenfallen zu lassen.

Diese Übung erfordert einen sehr starken Nabelpunkt. Nicht jeder ist in der Lage, die Wirbelsäule und Beine gleichzeitig gerade zu halten.
In diesem Falle empfiehlt es sich, die Beinposition zu modifizieren, bis der Nabelpunkt stärker geworden ist.

Ändere die Übung ggf. folgendermaßen ab: Baue zunächst eine Wurzellinie auf, hebe dann die Beine, aber beuge deine Knie, um die Beanspruchung deines Nabelpunktes zu verringern. Sollte diese Modifizierung der Boot-Haltung immer noch zu anstrengend für dich sein, fasse mit den Händen in die Kniekehlen und halte die Oberschenkel mit den Armen. Sobald deine Muskulatur stärker wird, kannst du deine Beine in der Übung strecken und letztendlich auch deine Hände von den Beinen lösen.

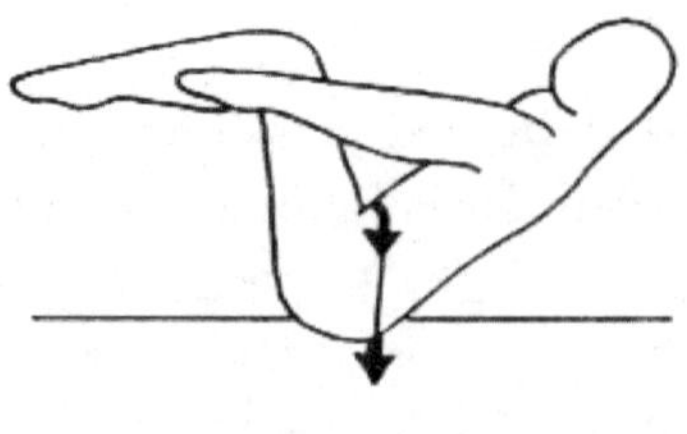

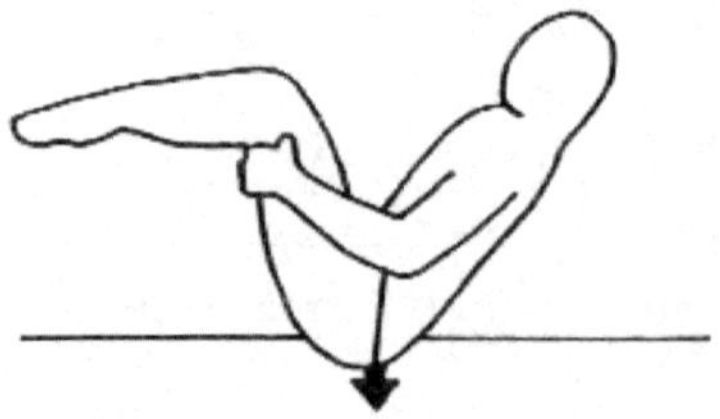

Das Ausbalancieren auf dem Bauch

Einige Rückwärtsbeugungen werden so ausgeführt, dass man sich auf dem Bauch ausbalanciert. Die Wurzellinie führt hier nicht durch die Beine, sondern vom Nabelpunkt aus direkt in den Boden hinein. Diese Yogahaltungen erfordern eine sehr starke Wurzellinie.

Die Bogenhaltung

Komme in die Bauchlage, wende die Wurzelschleuse an, so dass das Becken rotiert. Rolle die Oberschenkel zueinander hin, um das Kreuzbein zu schützen und so dass die Füße sich berühren. Drücke kräftig durch die Wurzellinie in den Boden hinein. Ziehe deine Schulterblätter nach unten, um das Anheben des Brustkorbes zu unterstützen. Strecke die Füße nach hinten hoch und übe einen Zug auf die Arme aus, so dass über sie der Oberkörper vom Boden abgehoben wird und der Körper sich in die Bogenhaltung hineinstreckt. Halte während der gesamten Dauer der Übung Mulbandh angespannt, damit dein Steißbein nach innen gezogen bleiben kann und die Dehnung den unteren Rücken nicht beinträchtigt.

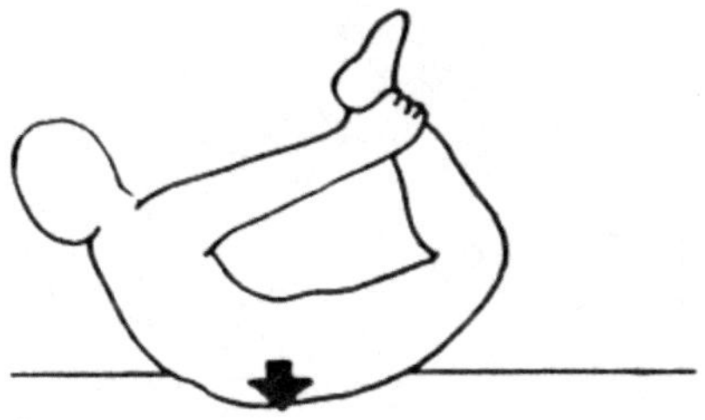

Für viele Menschen ist die Bogenhaltung eine schwierige und herausfordernde Übung. Dennoch es ist wichtig, das so genannte "Sich dort biegen, wo du ohnehin schon in der Beugung bist"-Phänomen zu überwinden, damit auch andere Bereiche des Körpers beweglicher werden können. Wenn du deine Wirbelsäule wirkungsvoll und mit Hilfe der wichtigen Beckenmuskeln strecken möchtest, ist es unerlässlich, deine Füße und Knie nahe beieinander zu halten. Die Beine müssen einen stetigen Zug auf die Arme ausüben. Vermutlich wirst du dich nun nicht mehr ganz so weit hoch strecken können, doch öffnest du deine Wirbelsäule auf eine effektivere Weise, wenn du die Bogenhaltung wie oben beschrieben einnimmst.

Plattformpositionen - ohne Beugung in den Hüften

Bestimmte Yogahaltungen werden derart ausgeführt, dass der Rumpf gerade ausgerichtet und das Körpergewicht gleichmäßig auf Händen und Füßen ausbalanciert ist. Die Wurzellinie verbindet den Nabelpunkt mit den Händen und den Füßen. Der Körper bleibt in der Hüfte gestreckt. Ziehe die Schultern von den Ohren fort nach unten. Die Position der Schulterblätter ist hier ganz wesentlich, da das Körpergewicht zum Teil auf den Händen ruht.

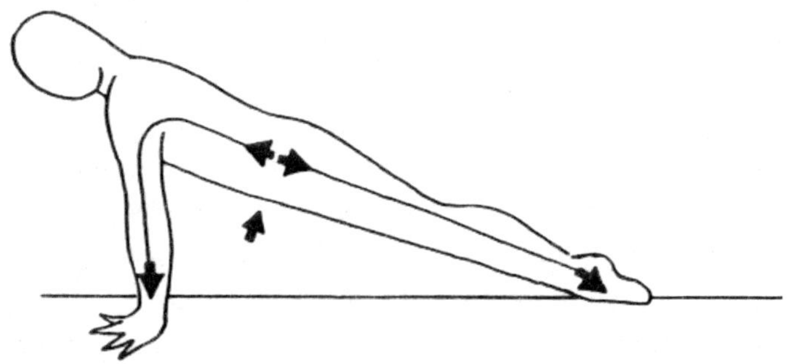

Vordere Plattformposition

Du befindest dich in der Bauchlage, die Hände unter deinen Schultern auf dem Boden aufliegend. Ziehe den Nabelpunkt nach innen und kreiere eine Wurzellinie, die durch deinen gesamten Körper hindurchführt. Sie hat ihren Ursprung im Nabelpunkt und führt durch deine Hände und Füße in den Boden hinein. Rolle die Oberschenkel zueinander hin und schütze so dein Kreuzbein.
Nun drücke dich hoch, indem du die Ellenbogen durchdrückst, so dass der Körper eine gerade Linie von den Fußrücken hoch bis zum Kopf bildet. Halte die Brust herausgestreckt und die Schultern nach unten gezogen. Die Schulterblätter sind nach außen gestreckt, die Arme sind senkrecht zum Boden und die Finger gespreizt.

Hintere Plattformposition

Sitze aufrecht und strecke deine Beine aus. Platziere deine Hände rechts und links neben den Hüften, die Fingerspitzen zeigen in Richtung der Zehen. Spanne die Wurzelschleuse an und halte sie konstant. Hebe nun Oberkörper und Hüften, so dass dein Körper eine gerade Linie von der Brust bis zu den Zehen bildet, während die Füße weiterhin Bodenkontakt haben.

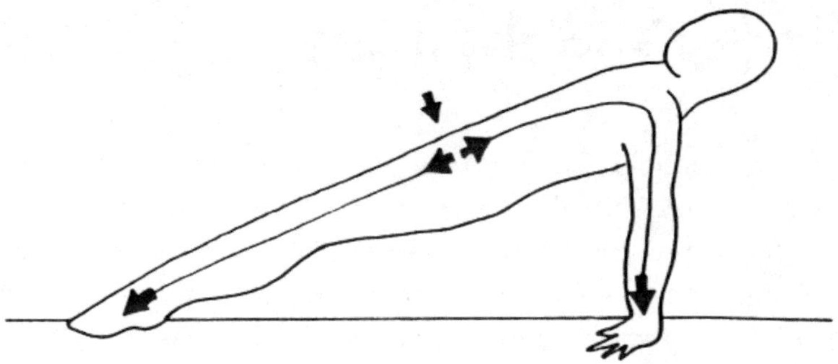

Wie bei der vorderen Plattformposition breitet sich auch hier die Wurzellinie durch den ganzen Körper hindurch aus. Drücke die Hände und Füße in den Boden, um den Körper angehoben zu halten und im Becken gestreckt und stabil zu bleiben. Halte das Kreuzbein offen, indem du deine Oberschenkel nach innen rollst.

Die hintere Plattformposition kann auf zweierlei Weise ausgeführt werden. Entweder bildet der Körper eine gerade Linie vom Kopf bis zu den Zehen (siehe oben) oder man entspannt den Kopf nach hinten, um eine Rückwärtsbeugung zu kreieren. Wenn du den Kopf nach hinten fallenlassen möchtest, musst du zuerst deinen Brustkorb anheben, denn nur so kann sich dein Nacken in einer Linie mit dem Bogen des Rückens bewegen. Der angehobene Brustkorb muss das Gegengewicht zu dem nach unten gerichteten Zug des Kopfes bilden. Es sollte sich so anfühlen, als würde jemand seine Hand von unten zwischen deine Schulterblätter legen und dich nach oben drücken. Achte darauf, deinen Nacken während der Übung nicht zu krümmen, um Druck auf ihn zu vermeiden.

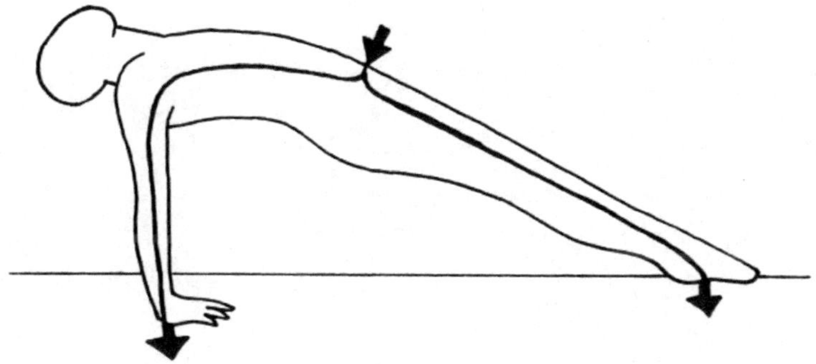

Die Wurzellinie einsetzen, um sich korrekt auf und nieder zu bewegen

Die Krähenhaltung

Stehe gerade und strecke die Arme parallel zum Boden nach vorne aus, die Handflächen zeigen nach unten. Die Füße stehen parallel zueinander. Rolle deine Oberschenkel einwärts. Wende die Wurzel- und Nackenschleuse an und verwurzele deine Beine mit dem Boden. Halte eine dynamische Spannung im Oberkörper zwischen den beiden Schleusen, um deine Wirbelsäule möglichst gerade halten zu können, während du dich mit dem Ausatmen in die Krähenhaltung begibst. Spanne Mulbandh und Jalandhara Bandha weiterhin an, wenn du mit dem Einatmen deine Beine bewusst gegen den Boden drückst und dich wieder in die stehende Ausgangsposition erhebst.

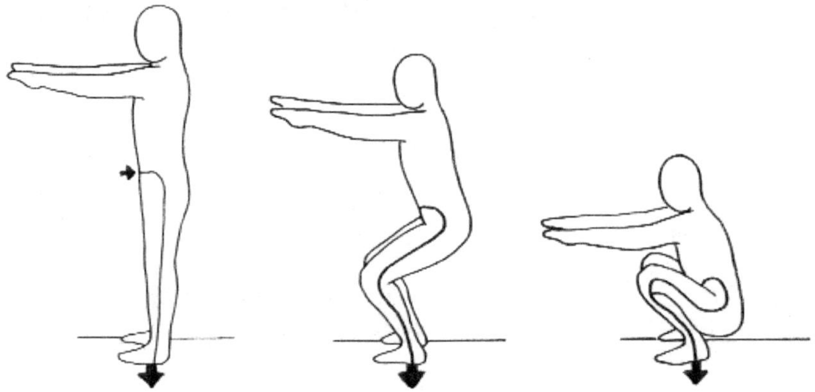

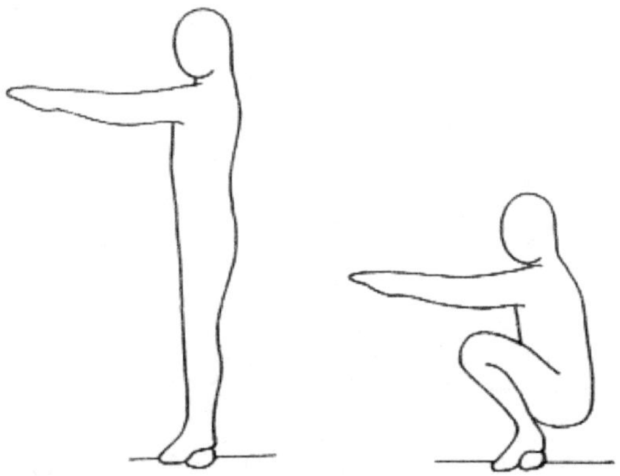

Wenn du in den Hüften wirklich steif bist, ist es schwierig, den Rücken während der Beugung in die Krähenhaltung gerade zu halten. Ist das bei dir der Fall, dann kann es hilfreich sein, eine zusammengerollte Yogaübungsmatte unter deine Fersen zu legen.

Bewege dich nur so weit nach unten, wie du diese Übung korrekt ausführen kannst. Halte die Bhandas durchgehend angespannt und deine Wirbelsäule gerade. Dein Können wird mit dem Üben wachsen, wenn du die Krähenhaltung korrekt praktizierst. Habe einfach Geduld mit dir und vertraue deinem Körper.

Wenn du die Bhandas im Verlauf der Übung nicht hältst, wirst du im Brustbereich einsinken, dein Gesäß ragt heraus und deinen Nacken wird komprimiert, so dass du keinen rechten Nutzen aus der Übung ziehen können wirst.

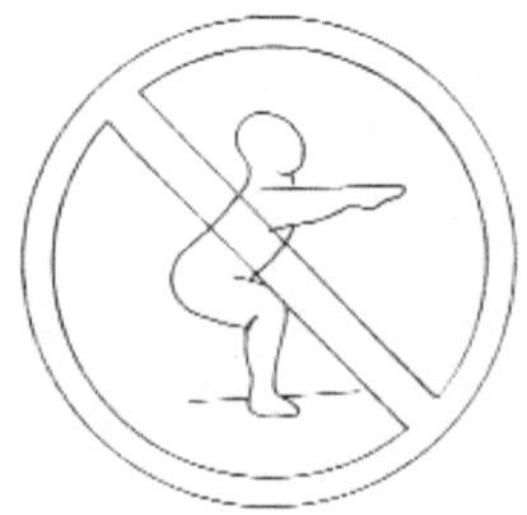

Wie man sich von hier aus weiterentwickeln kann

Ein bekannter Jazzmusiker sprach einmal darüber, was es bedürfe, um auswendig (also "vom Herzen" - englisch: "from the heart") zu musizieren. Er sagte: "Stärke erst deinen Körper und arbeite an deiner Technik, bis du dein Instrument wirklich beherrscht. Dann kannst du loslassen, auswendig ('vom Herzen') spielen und beobachten, wie die Musik sich durch dich entfaltet."

Dieses Verständnis lässt sich auf das Praktizieren von Kundalini Yoga übertragen. Je mehr du die grundlegenden Yogatechniken beherrschst, wird es mit der Zeit immer leichter, diese in jeder angestrebten Yogaposition einzusetzen. Übe die Technik und vergrößere deine Fähigkeiten, indem du die einzelnen Yogahaltungen deines Aufwärmprogramms praktizierst.

Sobald du mit einer Kundalini Yoga-Kriya beginnst, ist es nicht mehr an der Zeit, sich auf Aufbautechniken zu konzentrieren. Das Nachdenken über technische Einzelheiten sollte den Fluss einer Kriya nicht behindern. Alle durch Yogi Bhajan vermittelten Kriyas sind derart gestaltet, dass sie einen Energiefluss schaffen, aus dem heraus sich die Yogahaltungen aufbauen. Wenn eine Kriya Yogapositionen enthält, die du noch nicht in ihrer endgültigen Form ausüben kannst, dann vergewissere dich, wie du die Anweisungen der einzelnen Positionen sinnvoll umsetzen kannst, bevor du mit jener Kriya beginnst.

"Yogahaltungen können für manche Schüler zuweilen schwierig zu praktizieren sein. Erteile daher einige Anweisungen für die Yogahaltungen. Yogaschüler bringen unterschiedliche Körper-Konstitutionen mit und sind unterschiedlich beweglich. Sie unterscheiden sich auch in ihrem Stehvermögen oder ihrer Nervenstärke. Im Laufe der Zeit werden diese Personen bestimmte Entwicklungsstufen erreichen und das Yoga richtig ausführen können. Geist entwickelt sich aus Hingabe. Dieser Prozess wird von der Shakti gelenkt. Chante das Mantra, begebe dich in die Haltung und sei im Fluss.

Kundalini Yoga ist 3000 bis 4000 Jahre alt. Es darf nicht abgeändert werden. Technische Fähigkeiten werden dem Einzelnen mittels seiner individuellen Projektion zuteil. Wenn der Geist weit wird, wird auch die Yogahaltung richtig eingenommen." [10]

Yogi Bhajan

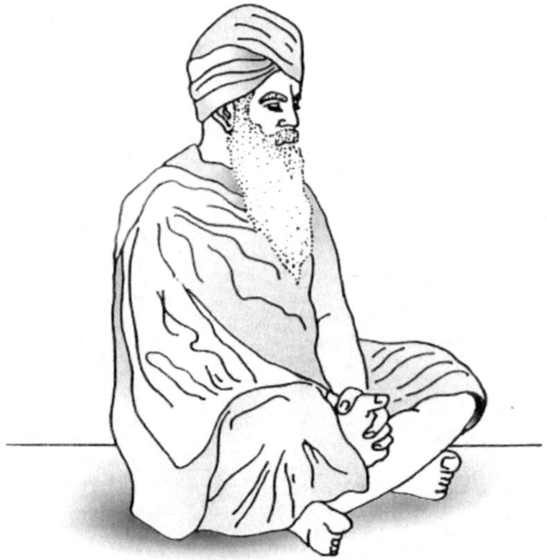

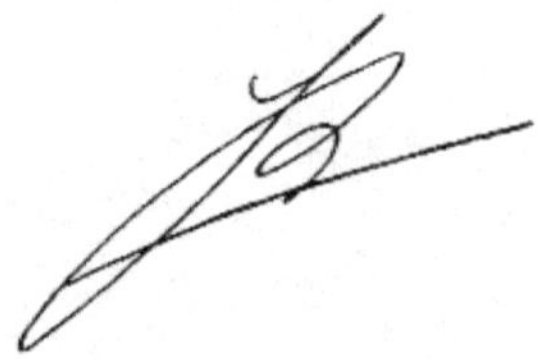

Die Intelligenz des Nabels

Es ist gut, ein weises Herz zu besitzen, einen leeren Kopf und einen intelligenten Nabel. Sobald dein Nabelpunkt stark genug ist, kann er Weisheit vermitteln und dich in die richtige Wurzellinie einer jeden Yogahaltung, die du ausüben möchtest, hineinführen.

Kriya für die Entwicklung von Nabelintelligenz [11]

Diese Kriya stärkt den Nabelpunkt. Setze beim Üben all die wesentlichen Hilfsmittel ein, die du hier kennengelernt hast. Nimm bewusst wahr, wie der Nabelpunkt in jeder der folgenden Yogaübungen arbeitet. Praktiziere die einzelnen Yogaübungen anfangs nur für eine Minute. Arbeite dich langsam und entsprechend deines wachsenden Vermögens, die Übungen richtig auszuführen, an die angegebenen Übungszeiten heran.

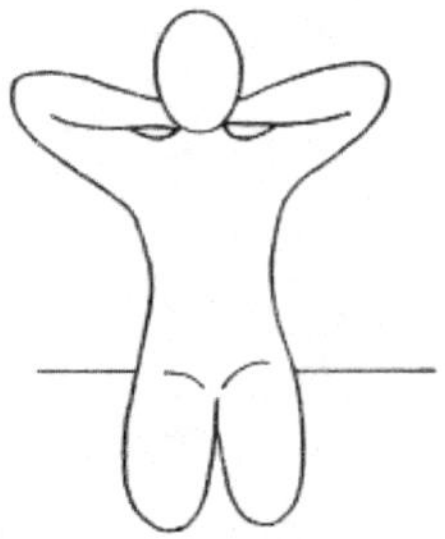

1. Sitze auf deinen Fersen und verwurzele dich durch deine Sitzbeinhöcker hindurch mit dem Boden. Verschränke deine Finger im Venusschloss hinter dem Nacken (siehe Seite 114). Dehne deine Schulterblätter auseinander, während du deine Ellenbogen nach außen streckst. Hebe und strecke den Brustkorb vor, wende die Nackenschleuse an und mache für 2 Minuten Feueratem.

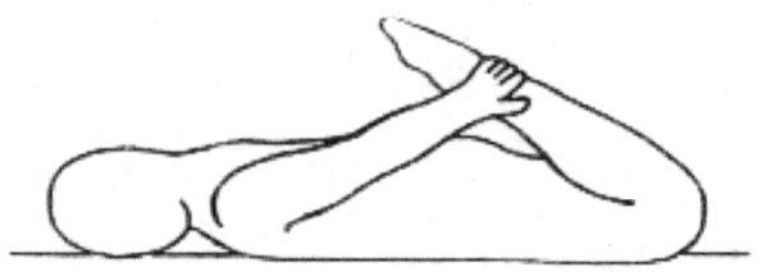

2. Liege auf dem Bauch. Verwurzele dich durch den Nabelpunkt mit dem Boden. Beuge deine Knie, umfasse deine Fußgelenke und drücke sie in Richtung Gesäß. Halte den Brustkorb am Boden und atme normal. Bleibe für 2 Minuten in dieser Position.

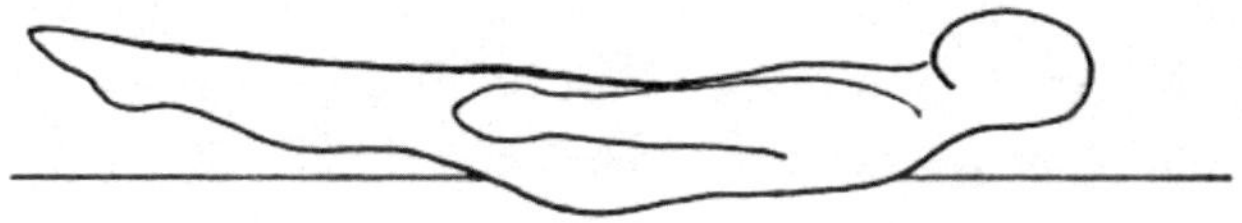

3. Streckposition. Begib dich in die Rückenlage. Verwurzele dich durch den unteren Rücken mit dem Boden und drücke ihn ganz bewusst gegen die Unterlage. Hebe Kopf und Fersen fünfzehn Zentimeter vom Boden, die Hände zeigen zu deinen Füssen. Mache Feueratem für 2 Minuten.
Halte die Verwurzelung unbedingt aufrecht, so dass der untere Rücken auch im Weiteren gegen den Boden gedrückt wird. Sollte der untere Rücken seinen Bodenkontakt verlieren, dann fahre mit dem Feueratem fort, aber lasse Kopf und Beine kontrolliert zum Boden sinken.
Baue kurz darauf deine Wurzellinie erneut auf und begib dich dann wieder in die korrekte Position.
Für die richtige Ausführung der Streckposition ist die Anwendung der Nackenschleuse erforderlich und die Brust muss erhoben sein, um den Kopf zu stützen. Wenn du im Brustbereich einsinkst, um den Kopf anzuheben, dann verliert der untere Rücken durch den hieraus resultierenden Druck seinen Bodenkontakt.

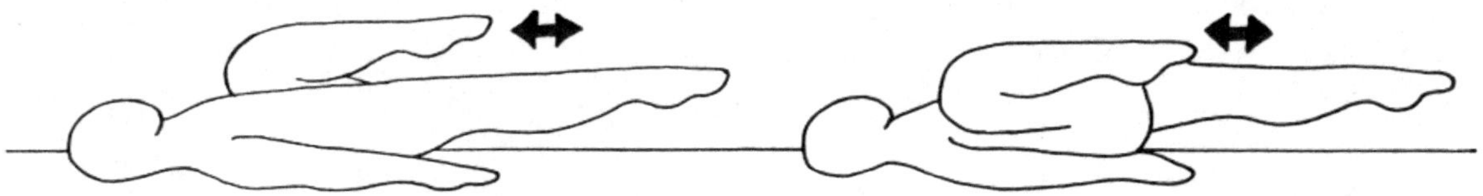

4. Liege auf dem Rücken, ziehe dein linkes Knie zur Brust und strecke gleichzeitig das rechte Bein parallel zum Boden aus. Ziehe dann dein rechtes Knie zur Brust und strecke dein linkes Bein in einer simultanen Bewegung aus. Die Fersen sind bei ausgestrecktem Bein jeweils 10 cm über dem Boden.
Fahre mit dieser alternierenden Zieh-Streck-Bewegung für 2 Minuten fort und atme dabei tief ein und aus. Setze bewusst die Kraft deines Nabelpunktes ein, um deinen unteren Rücken während der gesamten Übungsdauer mit dem Boden verwurzelt und im Kontakt zum Boden zu halten.

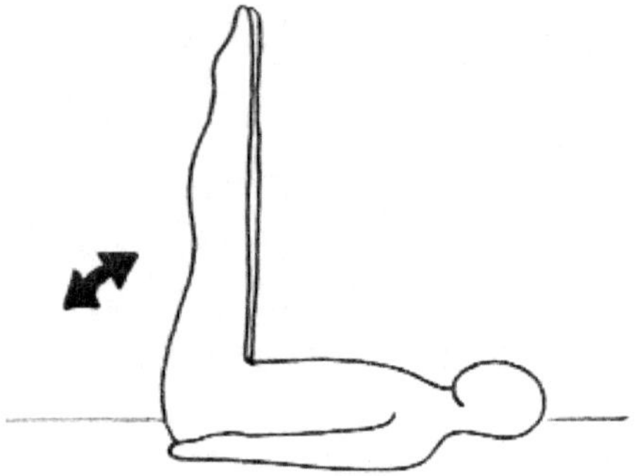

5. Liege auf dem Rücken und halte deinen unteren Rücken mit dem Boden verwurzelt. Atme ein und hebe beide Beine bis in einen Winkel von 90 Grad an, geschlossen und bis in die Füße gestreckt. Mit dem Ausatmen senke die Beine wieder. Bewege deine Beine gemeinsam auf und ab, erhalte dabei die Wurzellinie weiterhin aufrecht. Fahre mit kräftigem Atem für 2 Minuten fort.
Stelle dir während der Einatmung vor, dass der Atem die Beine hebt. Setze die Kraft deines Nabelpunktes ein, um der Schwerkraft während des Ausatmens und des Senkens der Beine entgegen zu wirken.

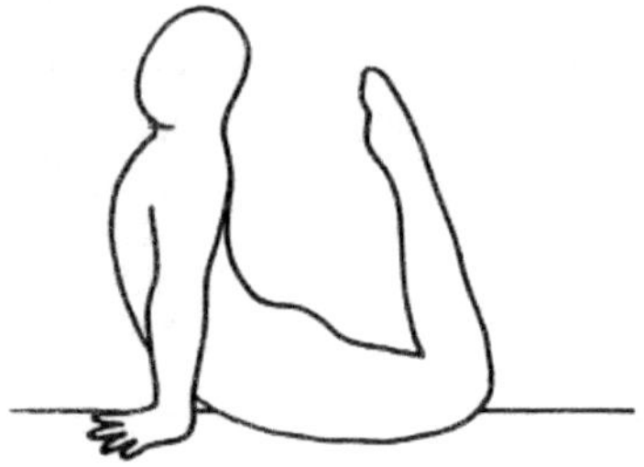

6. Königskobra. Begib dich in die Bauchlage, die Hände befinden sich unter den Schultern. Verwurzele dich durch den Bauch mit dem Boden und hebe den Brustkorb. Biege dich langsam und so weit es dir möglich ist, in die Kobra hinein. Achte jedoch darauf, dass du deinen unteren Rücken dabei nicht komprimierst. Sobald du dich in der Kobra befindest, beuge deine Knie und hebe deine Füße in Richtung Kopf. Halte die Position für 2 Minuten (wenn dein inneres Gerüst ausreichend stark ist, deinen Nacken vor einem Übermaß an Druck zu schützen, kannst du deinen Kopf nach hinten hin loslassen, ggf. bis sich Kopf und Füße gar berühren).

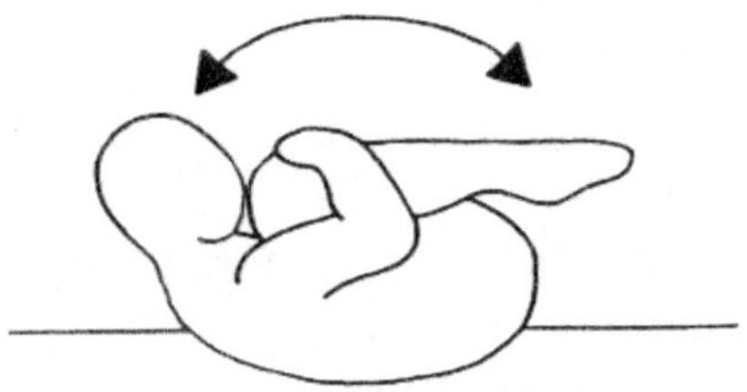

7. Liege auf dem Rücken und ziehe die Knie zur Brust, um die vorhergehende Position auszugleichen. Halte kurz und rolle dann auf der Wirbelsäule für 2 Minuten vor und zurück.

8. Begib dich in die Bauchlage, strecke die Arme nach vorne aus und lege die Handflächen aneinander. Die Wurzellinie verläuft durch den Bauch in den Boden hinein. Hebe Arme und Beine vom Boden ab. Halte diese Position mit Feueratem für 2 Minuten. Idealerweise solltest du eine Verlängerung des unteren Rückens fühlen, so als würde jemand deine Füße in die eine Richtung und jemand anderes deine Arme in die entgegengesetzte Richtung ziehen.

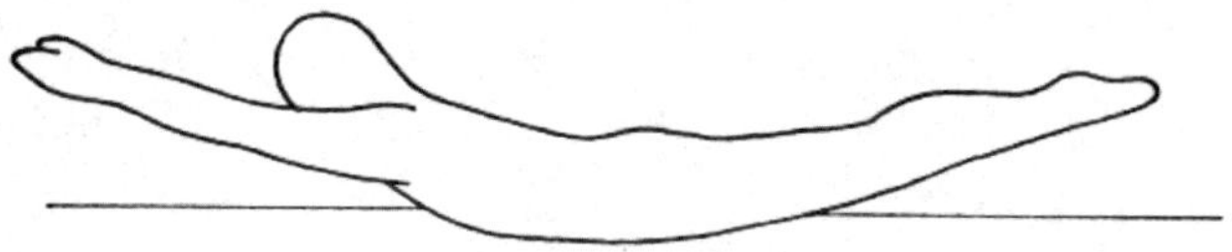

9. Bogenhaltung. Lege dich auf den Bauch. Verwurzele dich wieder durch deinen unteren Bauch mit dem Boden. Umfasse deine Fußgelenke mit deinen Händen. Übe mit Hilfe deiner Beine einen kräftigen Zug gegen deine Hände und Arme aus und hebe dich so in die Bogenhaltung hinein (siehe Seite 101).
Halte diese Position mit Feueratem für 2 Minuten.

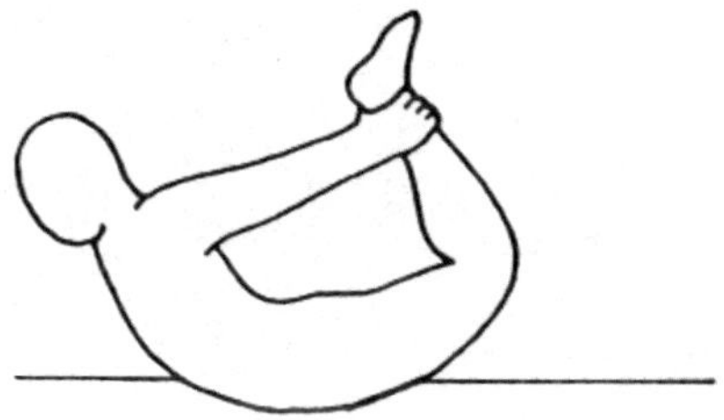

10. Stehe in der Berghaltung (deine Füße berühren sich, Wurzel- und Nackenschleuse anwendend). Strecke deine Arme parallel zum Boden zu den Seiten hin aus, mit den Handflächen nach unten. Atme ein und beuge dich nach links, atme aus und beuge dich nach rechts. Lasse deine Rippen sich im Rhythmus der Bewegung nach links und rechts öffnen. Vermeide es dabei, deinen Oberkörper zu drehen. Maximiere diese seitliche Streckung des Brustkorbes durch konstante Anwendung der Wurzelschleuse. Fahre für 2 Minuten fort.

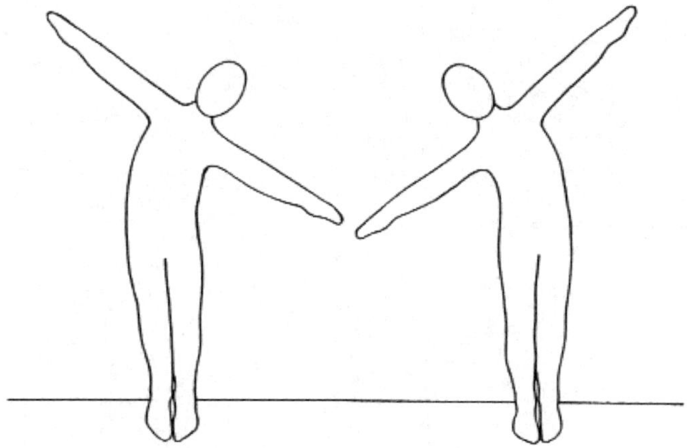

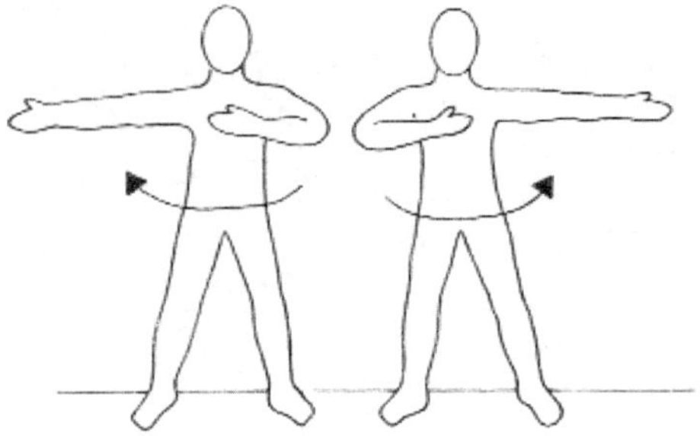

11. Auch die folgende Übung wird im Stehen ausgeführt. Deine Füße sind ca. fünfzig Zentimeter voneinander entfernt. Drehe deinen Rumpf nach links und schwinge dabei deinen linken Arm gestreckt zur Seite. Der Arm bewegt sich dabei parallel zum Boden und die Handfläche weist nach vorne, während deine rechte Hand sich gleichzeitig auf das Brustbein legt. Dann wechsele schnell die Position der Arme und drehe zur rechten Seite hin. Fahre mit der Drehung des Rumpfes und den Armbewegungen für 2 Minuten fort. Atme dabei ein, wenn dein linker Arm mit der Linksdrehung des Rumpfes nach außen schwingt, atme aus, während du dich nach rechts drehst und dein rechter Arm nach außen schwingt.
Stelle dir vor, dass sich ein Steuerrad am Nabelpunkt befindet. Man neigt ansonsten nämlich dazu, diese Übung mit den Armen zu steuern, da diese sich in einer führenden Position des Schwunges befinden. Verbindest du jedoch die Arme mit dem Nabelpunkt, dann bewegen sich der Rumpf, Kopf und die Arme als eine Einheit.

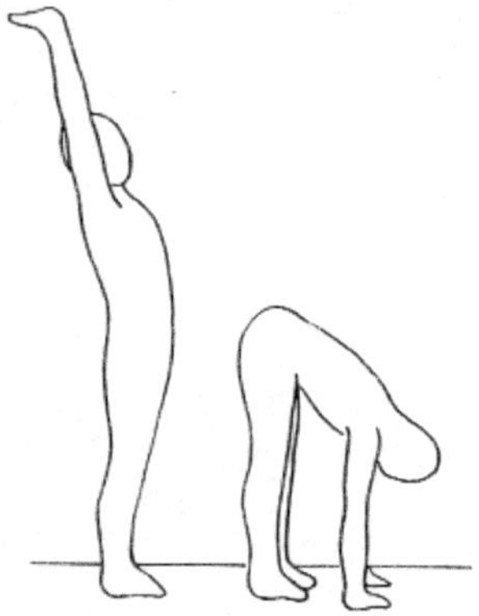

12. Stehe in dieser Übung mit den Füßen hüftweit auseinander. Hebe die Arme über den Kopf drücke dabei die Innenseiten der Handwurzeln in Richtung Decke. Verwurzele dich durch deine Füße mit dem Boden und ziehe die Kniescheiben nach oben. Atme in dieser Position ein. Hebe den Brustkorb an und biege dich leicht nach hinten (drücke deine Schulterblätter nach unten, damit deine Brust angehoben bleibt und die Rückwärtsbeugung so unterstützt wird). Atme aus und beuge dich vom Nabelpunkt aus nach vorne. Berühre nach Möglichkeit mit deinen Händen den Boden. Atme ein und verwurzele deine Füße mit dem Boden. Drücke dich mit Hilfe der großen Beinmuskeln wieder in den Stand. Setze diese Vorwärtsbeugungen und Aufwärtsbewegungen für 2 Minuten fort.

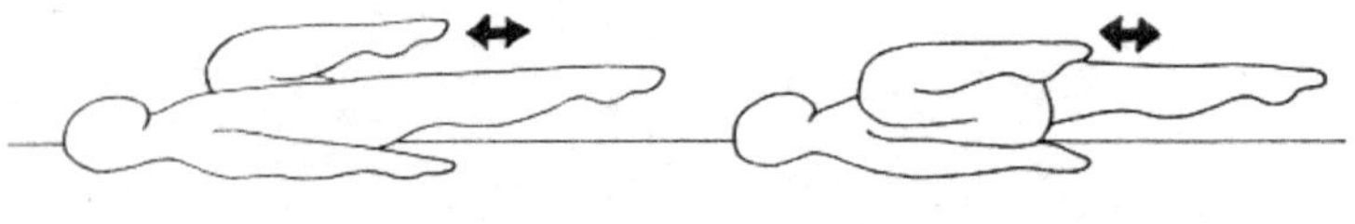

13. Lege dich auf den Rücken und wiederhole Übung Nr. 4 für 2 Minuten. Erinnere dich daran, den unteren Rücken zu verwurzeln und halte den unteren Rücken unbedingt in Kontakt mit der Unterlage.

14. Bleibe auf dem Rücken. Atme ein, drücke den unteren Rücken gegen den Boden und hebe dein linkes Bein an, bis zu einem Winkel von 90 Grad. Mit dem Ausatmen senke das Bein wieder. Achte darauf, dass der Bodenkontakt deines unteren Rückens weiterhin bestehen bleibt. Atme ein und hebe dein rechtes Bein entsprechend, senke es mit dem Ausatmen wieder. Fahre mit dieser Übung, die Beine abwechselnd hebend, für 2 Minuten und tiefen und vollständigen Atemzügen fort.

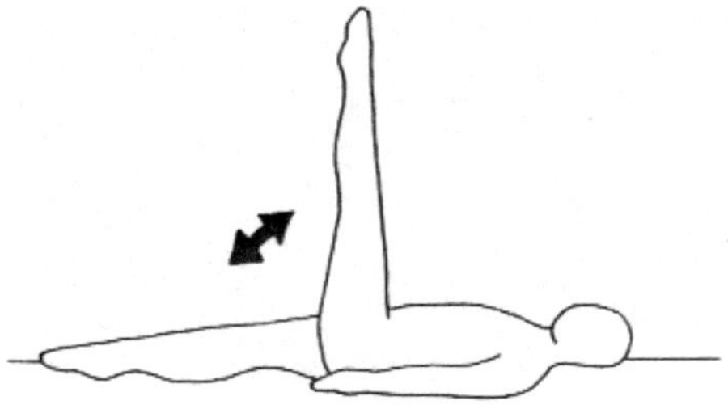

15. Komme für Sat Kriya (siehe Seite 115) in den Fersensitz. Ziehe deinen Nabelpunkt bei "Sat" nach innen und oben und entspanne deinen Nabelpunkt bei "Naam". Vernachlässige keinesfalls das Loslassen des Nabelpunktes bei "Naam". Erlaube deinem Nabelpunkt zu entspannen, bevor du ihn wieder anspannst. Rolle deine Achselhöhlen zueinander hin, so dass die Oberarme seitlich am Kopf anliegen.
Fahre für 2 Minuten fort, dann atme tief ein und halte den Atem an. Spanne Mulbandh an und halte es solange, wie es dir angenehm ist. Atme aus und entspanne für 2 Minuten in der Rückenlage.

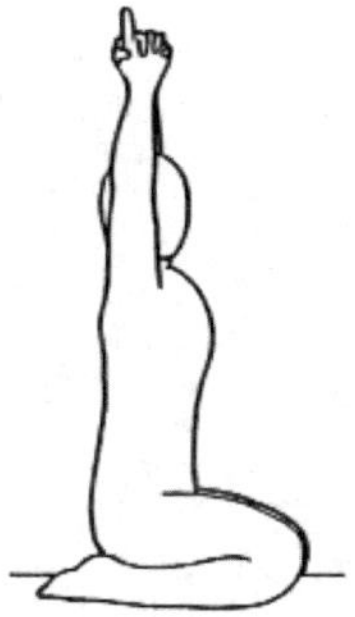

16. Sitze gerade und strecke deine Beine aus. Wende eine starke Nacken- und kräftige Wurzelschleuse an und halte diese während der gesamten Dauer der Übung. So kannst du die Intaktheit deines Herzzentrums wahren. Achte also darauf, dass deine Brust nicht einsinkt. Lehne dich 30° Grad nach hinten und hebe deine Beine um 60 Grad an. Strecke deine Arme parallel zum Boden nach vorne aus, die Handflächen weisen nach unten. Halte diese Position mit Feueratem für 2 Minuten.

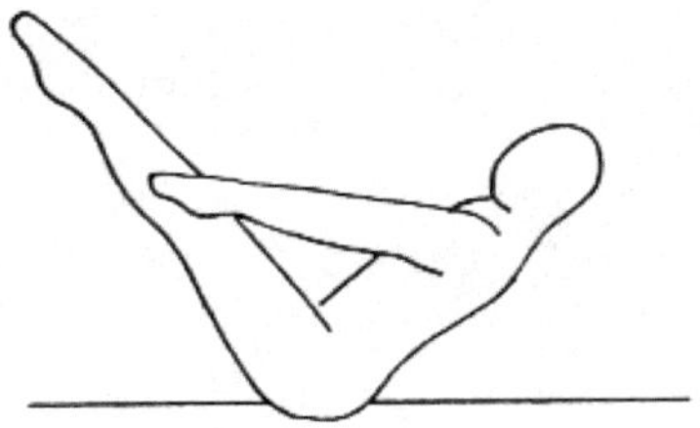

17. Lege dich auf den Rücken und entspanne.

Das Venusschloss

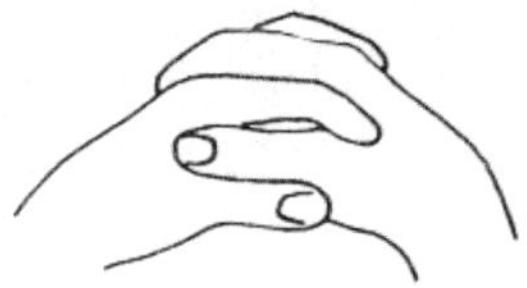

Frauen

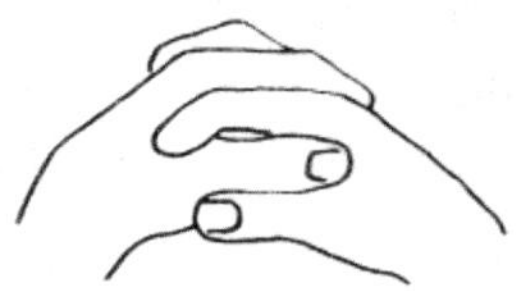

Männer

Das Venusschloss ist ein Mudra mit ineinander verschränkten Fingern. Die Daumenspitze der einen Hand drückt in die Vertiefung zwischen Daumen und Zeigefinger der anderen Hand. Der Daumen dieser Hand wiederum drückt seitlich gegen den Ballen an der Basis des Daumens der ersten Hand.
Die Daumen werden nicht übereinander gekreuzt.

Die Position der Finger ist bei diesem Mudra für Männer und Frauen unterschiedlich: Bei den Frauen liegt der linke Daumen außen und drückt auf den rechten Daumenballen, während der kleine Finger (Merkurfinger) ihrer rechten Hand der äußerste Finger der ineinander verschränkten Hände ist. Männer praktizieren das Venusschloss genau andersherum (rechter Daumen und linker kleiner Finger außen).

Sat Kriya

Sat Kriya ist die klassische Bhanda-Übung, wie sie von Yogi Bhajan im Kundalini Yoga unterrichtet wurde. Sie umfasst ein dynamisches Mulbandh in Kombination mit Jalandhara Bandha und einem Mantra, um die Kundalini Energie die Wirbelsäule aufsteigen zu lassen. Die korrekte Praxis von Sat Kriya erfordert vom Übenden, Hüft- und Schulterbereich geöffnet und die Wirbelsäule genau justiert halten zu können. Vergewissere dich, dass du deine Arme korrekt positioniert hast. Drehe daher deine Achselhöhlen so zueinander hin, dass sich deine Schultern öffnen können und deine Arme seitlich an den Ohren anliegen. Halte einen konstanten Zug am Nabelpunkt aufrecht, so dass dein Becken während der gesamten Übung korrekt ausgerichtet bleibt und dein Gewicht sich auf deinen Sitzbeinhöckern ausbalancieren kann. Lasse deinen unteren Rücken nicht in sich zusammensinken.

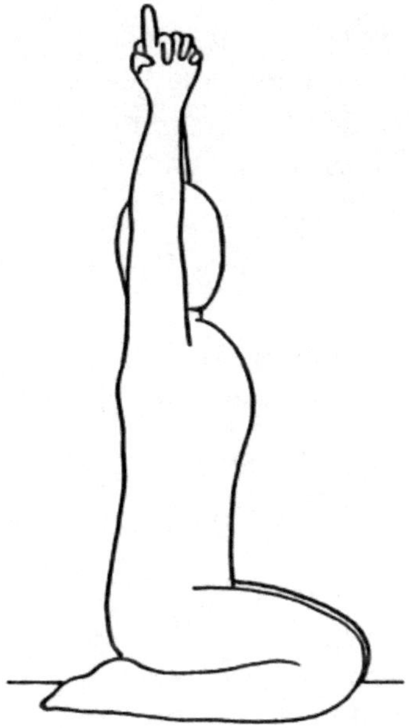

Du kannst Sat Kriya in der Einfachen Haltung, im Fersen- oder im vollständigen Lotussitz praktizieren. Strecke die Arme über den Kopf, verschränke die Finger und lege die Jupiterfinger (Zeigefinger) aneinander. Sie zeigen gerade nach oben. Halte deinen Brustkorb angehoben, die Nackenschleuse aufrecht und ziehe deine Schulterblätter nach unten. Deine Arme bleiben während der gesamten Übungsdauer gestreckt. Schließe deine Augen und fokussiere auf das dritte Auge.

Der Atemweise ist für Sat Kriya nicht vorgegeben (der dynamische Einsatz des Nabelpunktes bekräftigt die Ausatmung bei Sat und die nachfolgende Entspannung des Zwerchfells lässt wieder Luft in die Lungen einströmen).

Atme vollständig und tief ein, um mit der Übung zu beginnen. Ziehe deinen Nabelpunkt nach innen und oben, während du *Sat* chantest (sprich es mit einem scharfen “S” und einem kurzen “a”: Ssssat). Entspanne den Nabelpunkt und lasse das Zwerchfell wieder sinken, wenn du *Naam* chantest. Die Anspannung während *Sat* und der Entspannungsmoment während *Naam* sollten gleich lang sein.
Beginne mit einer Übungsdauer von 3 Minuten und steigere allmählich auf 11 Minuten. Wenn du dich bereit fühlst, steigere die Zeit auf bis zu 31 Minuten. Erst, wenn du über ausreichend Praxiserfahrung verfügst, kannst du die Ausübung der Sat Kriya auf 62 Minuten oder gar bis zu einer maximalen Länge von 2 1/2 Stunden ausdehnen.

Um die Übung zu beenden, atme ein und halte den Atem für 5 - 10 Sekunden ein. Während dieser Zeit ziehst du deinen Nabelpunkt nach innen und oben, so dass die Energie die Wirbelsäule entlang hinauf bis zu deinem Scheitelpunkt fließen kann. Atme aus und wiederhole diese Sequenz noch einmal.
Nach der dritten Einatmung atme vollständig aus. Halte den Atem nun für 5 - 10 Sekunden aus und spanne Maha Bandha an. Diese Dreifachschleuse besteht aus einem Drücken der Zunge gegen den oberen Gaumen und den drei grundlegenden Bhandas Mulbandh, Uddiyana Bandha und Jalandhara Bandha, welche in der Kombination nur bei ausgehaltenem Atem angewandt werden. Halte Maha Bandha, solange es dir angenehm ist. Dann entspanne dein Zwerchfell und atme behutsam wieder ein. Entspanne die Haltung, begib dich in die Rückenlage, decke dich zu und entspanne tief.

Die Entspannung sollte mindestens genauso lang sein wie die Übungsdauer des Sat Kriya. So kann dein Körper den vollen Nutzen aus dieser Übung ziehen und ihre Wirkung vollständig integrieren.

Lebe nach deiner Bestimmung.
Lasse alle Spannung los.
Die Heilung ist gegenwärtig.
Nimm Seine Gnade in Anspruch,
Und dann vertraue.

aus "Communication" - einem Gedicht von Yogi Bhajan

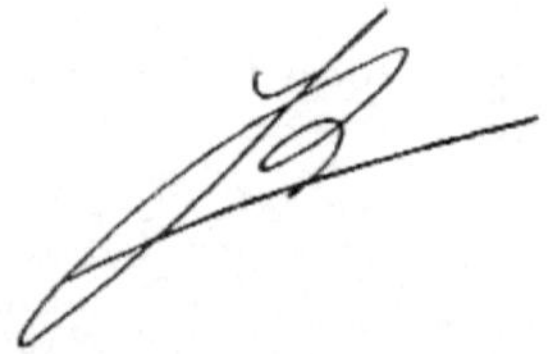

Fokus

Mantra und Dhristi

Bhandas projizieren und beschützen, das ist ihre Aufgabe. Sie schützen die Ausrichtung der Wirbelsäule und sie projizieren deine Energie genau dorthin, wo du sie haben möchtest.

Es ist unerlässlich, eine Yogahaltung durch das Anschirren des Geistes gewissermaßen zu versiegeln. Nur so kannst du deine Energie genau dorthin projizieren, wo du sie haben möchtest. Dies geschieht auf zweierlei Weise: Indem wir ein Mantra mit dem Atem verbinden (und dieses entweder still denken oder laut singen); und durch das Praktizieren von Dhristi (sprich: Dhrischti). Hier werden die Augen auf einen bestimmten Punkt fokussiert (oft entspricht dieser Fokussierungspunkt dem Ort im Körper, wo sich auch endokrine Drüsen befinden).

Der Geist beeinflusst das Drüsen- und auch das Nervensystem. Wenn der Geist mit nach außen gerichteten Gedanken beschäftigt ist, dann ist das Drüsensystem damit beansprucht, seine Sekretionen mit eben jenen Gedanken in Übereinstimmung zu bringen. Wenn du deinen Geist fokussierst, versiegelst du quasi die Energie der jeweiligen Yogahaltung. Nun können alle deine Systeme miteinander kooperieren, um die gewünschten körperlichen, geistigen und spirituellen Ziele auch zu erreichen.

Im Kundalini Yoga verbinden wir, sofern keine spezifische Anweisung über den Gebrauch eines anderen Mantras gegeben wird, das Mantra *Sat Naam* mit jedem Atemzug. Wenn wir leise auf die Schwingung *Sat* beim Einatmen und auf *Naam* beim Ausatmen meditieren, dann können wir uns unseres Atems bewusst bleiben und unseren Geist in der Gegenwart halten. So kann das leere Geplapper des Geistes verebben und wir können unser Bewusstsein auf eine unendliche Frequenz ausrichten.

Das Fokussieren der Augen auf einen Punkt, oder *Dhristi (sprich: Drischti)*, wirkt beruhigend auf den Geist, der sich durch das Visuelle gerne ablenken lässt. Dhristi hält die Augen davon ab, uns in Tagträumen zu verlieren und so aus dem gegenwärtigen Augenblick abzudriften. Die meisten Yogahaltungen werden zusammen mit speziellen Dhristi unterrichtet, um eine bestimmte Art der Resonanz im Drüsensystem zu kreieren. Wenn du eine Yogaposition ausübst und diese nicht mit dem dazugehörigen Fokus der Augen versiegelst, werden die Körperdrüsen nicht optimal arbeiten. Dies wiederum mindert das Ergebnis deiner Yogapraxis (wenn keine spezielle Augenposition angegeben wird, ist das vorgegebene Dhristi immer der Fokus auf das dritte Auge).

Fundamentale Dhristi, die häufig im Kundalini Yoga eingesetzt werden:

1. Der Augenbrauenpunkt, auch das ‚Dritte Auge' genannt. Es ist der Konzentrationspunkt an der Nasenwurzel, zwischen den Augenbrauen. Du schaust mit geschlossenen Augen nach oben auf einen Punkt auf deiner Stirn, in Verlängerung des Nasenrückens und etwas oberhalb der Augenbrauenlinie. Die Augen sind auf die Hypophyse ausgerichtet, die so genannte Meisterdrüse. Hier befindet sich nach yogischem Verständnis der Sitz der Intuition.

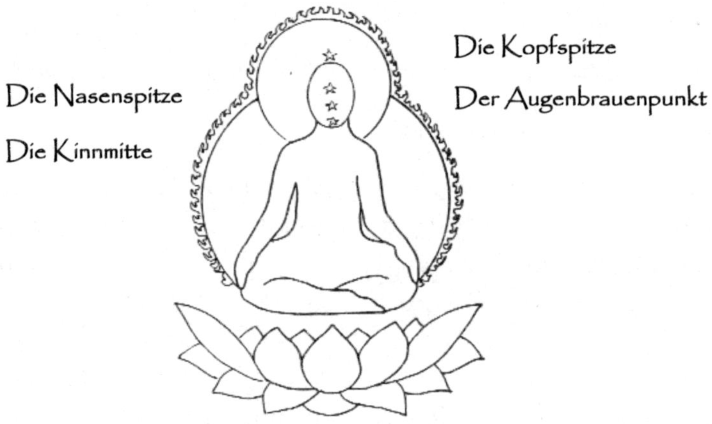

Grundlegende Dhristi

2. Die Nasenspitze. Entspanne deine Augenlider, so dass sie nur noch 1/10 geöffnet sind. Beide Augen schauen auf die Nasenspitze. Dies wirkt ausgleichend auf die Hauptnervenkanäle, stimuliert die Zirbeldrüse und die Stirnlappen des Gehirns.

3. Das Mondzentrum. Es befindet sich in der Mitte der Kinnspitze. Fokussiere mit geschlossenen Augenlidern innerlich auf das Kinn. Dieser Punkt stellt als das Mondzentrum ein emotionales Zentrum dar und wird durch den Mondzyklus beeinflusst.

4. Das Kronen-Chakra oder das Zehnte Tor. Das Kronen-Chakra befindet sich auf der oberen Schädelmitte. Schließe die Augenlider und rolle die Augen nach oben, so als wolltest durch deinen Kopf hindurch in den Himmel schauen. Dieser Fokus stimuliert die Zirbeldrüse.

Wenn du deine Yogahaltung nicht versiegelst, wird deine Energie entweichen. Sie wird nicht an ihren Bestimmungsort gelangen.

"Denke daran, dass verstandesmäßiges Wissen dich nicht erhalten und unterstützen kann. Wissen wird erst dann zu Weisheit, wenn du es mit ganzem Herzen und Sein erfährst...Das Empfangen von Weisheit beruht auf deiner Praxis und Disziplin." [12]

Yogi Bhajan

Mantras

Hammii Hamm, Brahm Hamm

Die Aussprache dieses Mantras ist wie folgt: Hammii und Hamm klingen wie ‚Lamm', Hammii endet mit einem länger gezogenen i-Laut. Lasse das ‚m' in beiden Silben länger auf den Lippen vibrieren. Brahm reimt sich auf ‚Rahm'. Dieses Mantra kreiert ein hohes Maß an Schwingungen im Mundraum, insbesondere am oberen Gaumen. Ausserdem wird das "r" in allen Mantras so wie im Italienischen oder Indischen gerollt und ist kein Rachenlaut wie im Deutschen.

Hammii Hamm bedeutet übersetzt ‚wir sind wir selber' und Brahm Ham bedeutet ‚wir sind Gott, der Schöpfer'. Mit der Meditation auf dieses Mantra bekräftigen wir, dass die Natur unserer Existenz einerseits endlich und andererseits unendlich ist. Die einfache Übersetzung dieses Mantras lautet: "Wir sind wir und wir sind Gott."

Ong Namo Guru Dev Namo

Wie man das Adi Mantra korrekt ausspricht:

Sitze bequem in der Einfachen Haltung, mit gerade aufgerichteter Wirbelsäule. Lege die Handflächen an einander und die Hände in dieser Gebetshaltung an dein Herz in der Mitte des Brustkorbes. Die Daumen und Daumenballen am Brustbein, lasse die geraden Finger, leicht von den Daumen abgespreizt, nach schräg-oben weisen.
Atme tief ein und fokussiere deine Aufmerksamkeit auf das dritte Auge. Chante das gesamte Mantra mit einer Ausatmung. Wenn deine Atemkapazität hierfür nicht ausreichen sollte, atme nach Ong Namo ein wenig Luft ein und singe anschließend den zweiten Teil des Mantras. Dehne die einzelnen Klänge während des Chantens so lange wie möglich aus. Der Ton, auf dem das Dev gesungen wird, ist eine kleine Terz (1 ½ Töne) höher als die anderen Töne des Mantras.

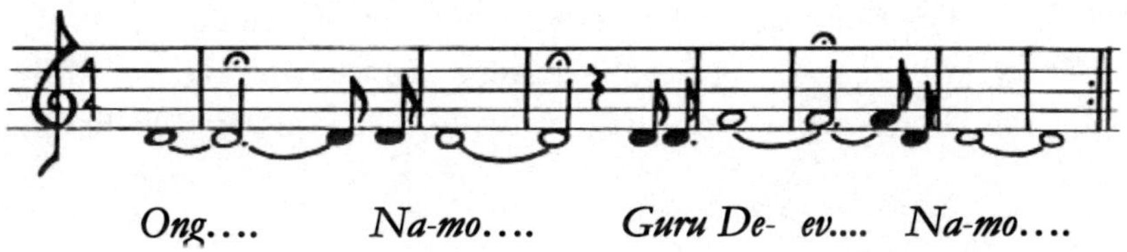

Während du das Mantra chantest, lasse die Klänge im Schädel schwingen. Dies kreiert einen sanften Druck am Punkt des dritten Auges. Singe das Mantra mindestens dreimal, bevor du mit den Kundalini Yoga-Übungen beginnst.

Die Aussprache:

Der Ton "O" in *Ong* wird wie das O in dem Wort "oft" ausgesprochen und klingt nur kurz an. Das "ng" klingt lang, nasal und bewirkt eine bestimmte Schwingung im oberen Gaumen und Schädel: "nnnnnng". Die erste Silbe "Na" des Wortes *Namo* ist kurz, das O in der zweiten Silbe "mo" wird wie das Wort "so" ausgesprochen, aber länger gehalten. Die erste Silbe des Wortes *Guru* entspricht dem Klang von "gut" und wird kurz gesungen, die zweite Silbe "ru" gleicht der ersten Silbe des Wortes "Ruhe" und wird etwas länger gehalten.
Zum Wort *Dev* existiert kein gleichklingendes deutsches Wort, es reimt sich mit dem englischen Wort "gave" (und entspricht am ehesten der deutschen Buchstabenkombination "Deef"). Ausserdem wird das "r" in allen Mantras so wie im Italienischen oder Indischen gerollt und ist kein Rachenlaut wie im Deutschen.

Die Begriffserklärung:

Ong ist die unendliche, schöpferische Energie, welche in ihrer Aktivität und ihren Erscheinungsformen erfahren wird. *Ong* ist eine Variante der kosmischen Silbe Om. Om bezeichnet Gott in seinem absoluten und nicht offenbarten Zustand. Gott als Schöpfer wird *Ong* genannt.

Namo hat dieselbe Sprachwurzel wie das Sanskritwort *Namaste*. Es bedeutet übersetzt "ehrerbietiger Gruß". *Namaste* ist ein in Indien allgemein gebräuchliches Grußwort und wird gesprochen, indem die aneinander gelegten Handflächen an das Herz oder die Stirn geführt werden. Dieser Gruß ist wie eine Verbeugung. Sinngemäß bedeutet *Ong Namo*: "Ich rufe das unendliche, schöpferische Bewusstsein an". Dieses Mantra öffnet dich dem universellen Bewusstsein, das alle Abläufe lenkt.

Guru ist die Verkörperung der Weisheit, die es zu erfahren gilt. Der Guru schenkt die Methode. *Dev* bedeutet 'höher', 'subtil' oder auch 'göttlich' und bezieht sich auf die spirituellen Welten. *Namo* bildet den Abschluss des Mantras und bestätigt nochmals die demütige Hingabe des Schülers oder der Schülerin.
Guru Dev Namo bedeutet sinngemäß: "Ich rufe die höhere Weisheit an", wodurch du dich vor deinem eigenen höheren Selbst verbeugst und es darum bittest, dass es dich in der Handhabung des Wissens und der Energie anleiten möge, die dir von dem kosmischen Selbst geschenkt wurden.

Sat Naam

Sat reimt sich auf das deutsche Wort "Watt" (mit scharfem "s"), *Naam* gleicht dem Klang von "Rahm". *Sat* bedeutet übersetzt die wahre Essenz des Ganzen und *Naam* ist diese Essenz in der Manifestation. Häufig wird das Mantra *Sat Naam* mit "Gottes Name ist Wahrheit" oder "Wahrheit ist meine Identität" übersetzt.
Sat Naam ist jedoch ein so genanntes *Bij-Mantra* (Bij bedeutet "Saat"). Bij-Mantras sind so tiefgründig, dass du ein ganzes Leben mit dem Versuch verbringen könntest, ihre Bedeutungsvielfalt zu verstehen.

Wha-he Guru

Wha wird wie die erste Silbe des Wortes "Wasser" ausgesprochen. Der zweite Teil *He* entspricht am ehesten "Hee" wie zum Beispiel im Wort "Heer". Die erste Silbe des Wortes *Gu-ru* entspricht dem Klang von "gut" und wird kurz gesungen, die zweite Silbe *ruu* gleicht - mit einem etwas längeren "u" - der ersten Silbe des Wortes "Ruhe" und wird etwas länger gehalten. Ausserdem wird das "r" in allen Mantras wie im Italienischen oder Indischen gerollt und ist kein Rachenlaut wie im Deutschen.

Wha ist ein ekstatischer Ausruf mit einem etwas verhauchten Klang. *Wha* ist der klangliche Ausdruck für eine Empfindung, die noch über Glückseligkeit hinausgeht. *He* ist ein Verb mit der Bedeutung "ist". *Guru* ist, was uns aus der Dunkelheit (Gu) ins Licht (Ru) führt. In diesem Kontext bezieht sich das Wort Guru auf die göttliche Führung. Die einfache Bedeutung dieses Mantras ist: "Groß und von unendlicher Glückseligkeit ist die Erfahrung göttlicher Weisheit".

May the long time sun shine upon you
All love surround you
And the pure light with in you
Guide your way on.....

Möge die ewige Sonne auf dich scheinen
Unendliche Liebe dich umgeben
Und das reine Licht in dir
Dich auf deinem Weg leiten...

Anhang

1
Hathapradipika of Svatmarama
Hrg. Swami Didambarji
Kaivalyadhama, S. M. Y. M. Samiti
Lonavla, Dist. Poona
Lektion III (75), Seite 103

2
Mahabandha
von MSS Gurucharan Singh Khalsa
Kundalini Meditation Manual for Intermediate Students, Seite 3.
© Kundalini Research Institute 1975
www.satnam.de

3
Moola bandha, the Master Key
Swami Buddhananda, Seiten 15 - 18
Bihar School of Yoga, Munga, Bihar, India
Herausgegeben von Swami Satyasangananda Saraswati
©1998
www.satnam.de

4
Meditation for the Fifth Chakra
aus Physical Wisdom, Seite 37
Kundalini Yoga as taught by Yogi Bhajan ®
© 1994
www.satnam.de
(Dieses Buch ist auch in Deutsch erhältlich: "Körperliche Weisheit")

5
Hummee Humm, Brahm Humm
Nirinjan Kaur
produziert von Guru Prem Singh Khalsa
© 1992
www.satnam.de

6
The Master's Touch, On Being A Sacred Teacher for the New Age
Yogi Bhajan, Ph.D. Seite 23
© 1997
www.satnam.de

7
So Darshan Chakra Kriya
aus Physical Wisdom, Seite 39
Kundalini Yoga as taught by Yogi Bhajan ®
© 1994
www.satnam.de
(Dieses Buch ist auch in Deutsch erhältlich: "Körperliche Weisheit")

8
Raga Sadhana
von Sangeet Kaur Khalsa und Harjinder Singh Gill
produziert von Sangeet Kaur Khalsa
© 1998
www.satnam.de

9
Preparatory Exercises for the Lungs, Magnetic Field and Deep Meditation
aus Sadhana Guidelines, Seiten 85 - 86
© Kundalini Research Institute 1978
www.satnam.de

10
Yogi Bhajan, gerichtet an Guru Prem Singh während einer privaten Unterweisung

11
Kriya for Abdominal Strengthening
aus Sadhana Guidelines, Seiten 57-58
© Kundalini Research Institute 1978
www.satnam.de

12
What is Yoga?
von Yogi Bhajan
The Aquarian Teacher, Seite 14
KRI International Kundalini Yoga Teacher Training Level 1
© Yogi Bhajan 2003
www.satnam.de

Alle mit "www.satnam.de" gekennzeichneten Bücher und CDs sind erhältlich bei:

SAT NAM VERSAND, Ringstrasse 98, 64823 Gross-Umstadt. FON 0 60 78 / 78 90 60. FAX 0 60 78 / 78 90 65.
e-Mail: info@satnam.de. Internet-Shop: www.satnam.de

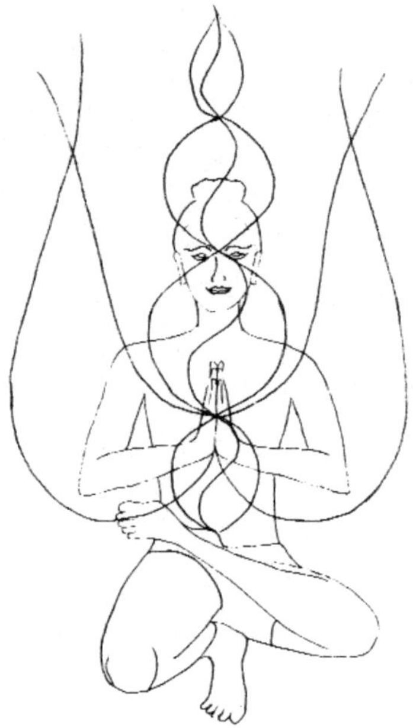

Yogi Press
Sat Nam Media

Divine Alignment - Göttliche Ausrichtung
ISBN 978-3-9811522-8-9

www.yogipress.de **www.satnam.de**